REPORT ON
NATIONAL VISION CARE IN CHINA

国 民 视 觉 健 康 报 告

李玲◎著

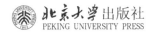
北京大学出版社
PEKING UNIVERSITY PRESS

图书在版编目(CIP)数据

国民视觉健康报告/李玲著.—北京:北京大学出版社,2016.10
ISBN 978-7-301-27607-5

Ⅰ.①国… Ⅱ.①李… Ⅲ.①视力保护—研究报告—中国 Ⅳ.①R77

中国版本图书馆 CIP 数据核字(2016)第 231631 号

书 名	国民视觉健康报告
	GUOMIN SHIJUE JIANKANG BAOGAO
著作责任者	李 玲 著
责 任 编 辑	任京雪 刘 京
标 准 书 号	ISBN 978-7-301-27607-5
出 版 发 行	北京大学出版社
地 址	北京市海淀区成府路 205 号 100871
网 址	http://www.pup.cn
电 子 信 箱	em@pup.cn QQ：552063295
新 浪 微 博	@北京大学出版社 @北京大学出版社经管图书
电 话	邮购部 62752015 发行部 62750672 编辑部 62752926
印 刷 者	北京中科印刷有限公司
经 销 者	新华书店
	650 毫米×980 毫米 16 开本 15.5 印张 174 千字
	2016 年 10 月第 1 版 2016 年 10 月第 1 次印刷
定 价	42.00 元

序

进入视觉健康领域是个偶然。2003年回国后,我一直从事卫生和健康领域的研究,推动我国医疗卫生体制改革和健康中国建设;认识了依视路中国区总裁何毅先生,我才知道自己对视觉健康的无知,才知道我们国家面临多么严重的视觉健康问题,特别是政府和公众对面临的严峻挑战却浑然不知。

何毅像他们那代人一样也有着传奇的人生经历,他下过乡,当过赤脚医生,做过工人,上过大学,做过外交官,当过企业家,涉足过很多领域。他于1996年加入法国依视路国际集团,是上海依视路光学有限公司的创始人。在他的领导下,依视路集团在中国从零开始发展,将全球领先的视光产品、技术和理念带入中国。因为他深知在此领域中国视觉健康的问题,以及与国际理念和方法的巨大差距,这些年来他一直通过各种方式推动国民的视觉健康。受他的影响,我进入了视觉健康领域。

2014年,我和我的团队开始研究国民视觉健康。在工业化、城镇化、信息化的快速进程中,我国面临严重的视觉健康危机,我国青少年近视发病情况逐年恶化、近视患病率居高不下,近视问题不仅影响当代国民健康素质,而且危害未来国民健康素质,这将对国家社会经济与安全产生重大影响。同时，在人口老龄化的背景下，各类老年性视力缺陷患病年龄提前，例如白内障和老视早发等，将给个人和社会带来沉重负担。

我们发现，与严重的视觉健康危机不对称的是我国与国民视觉健康相关的研究十分缺乏、公众对视觉健康的知识十分匮乏、卫生与健康政策对视觉健康的保障也非常薄弱。

我们在研究中能找到的文献、数据和资料非常少，医学方面的文献资料基本上是治疗相关眼病的，而对大众、对人群视觉健康方面的研究很少。公众对视觉健康也知之甚少，比如在晃动的车上看书、看手机和视频是非常伤害眼睛的，但我们却看到公交车和地铁上大家都在看书或者看手机，社会舆论却认为这是爱学习的表现；还有，儿童5岁前视力处于生长发育的过程中，不能过度用眼，但我们"不能输在起跑线上"的早教使得孩子们早早用眼，极大地损害了视力。有些家长非常自豪地说他（她）的孩子很小就会无师自通地玩手机、用电脑，却浑然不知荧光对孩子的视力将造成不可逆的损害，让孩子的视觉健康输在了起跑线上。

1961年我国首创了保护青少年视力的眼保健操，为维护青少年视力做出了贡献。20世纪80年代以来，我国与视觉健康相关的公共政策一直着重于防盲治盲，与视觉健康相关的机构设置与政策内容都围绕着防盲治盲展开；我国和眼健康相关的法规中，尚未出现过"视觉健康"的概念，特别缺乏对整体视觉健康的关注和有效措施。在公共教育、预防保健、医疗保障以及社会引导等方面都缺乏切实可行的政策规划。尤其自2009年新医改以来，政府在医疗卫生领域的投入大幅增加，对医疗卫生领域高度重视，遗憾的是视觉健康仍然是被遗忘的领域，公共卫生和医保的大量投入没能进入视觉健康领域，相关政策也没有惠及视觉健康领域。

我们希望通过我们的研究来增进社会公众和政府对视觉健康的认识、促进相关公共政策的制定。我们研究的主要内容包括：系统分析我国视觉健康的现状，用科学方法估算由视力缺陷导致的社会经济负担，同时通过对比国内外视觉健康的政策和实践，提出应对我国视觉健康的公共政策建议。

本书是国内首次从经济学和公共政策的角度来研究视觉健康，从国际上看，也是首次系统地研究一国的国民视觉健康。在两年多的研究中，我和我的团队尽了最大的努力，但由于文献、资料、数据和技术等多方面条件的限制，此研究仍存在许多不足之处。在此，我要感谢宋庆龄基金会的大力支持。感谢何毅先生的信任和支持。感谢我的研究团队，首先要感谢孙雪萍同学，她完成了中国视觉健康现状分析、视力缺陷所致经济损失估算等主要研究内容，为视觉健康相关研究做出了主要的贡献；其次要感谢许多同学，他在将研究报告整理为书稿和本书出版过程中付出了大量的精力，做出了重要贡献；再次要感谢傅虹桥同学，他在拟订研究计划、研究中国视觉健康的现状和总结视觉健康的国际经验等方面做了大量工作；最后还要感谢朱逸杉、关楠、胡钰曦、杨春雨、徐杨、沓钰淇、赵洪春、李瑞峰、张嘉宝以及其他健康组成员，他们参与了文献收集和整理、数据清理与分析、视力缺陷成本估算以及研究成果汇总等多项工作，付出了很多的努力。感谢北京大学出版社林君秀主任、刘京博士和任京雪编辑的鼎力支持。感谢我的先生许定波教授，不仅是因为他长期对我的全力支持，还因为他是中欧国际工商学院依视路会计学教席教授，由于他的推荐，我才有机会结识何毅，从而开始视觉健康的研究。

2015 年与 2016 年 6 月 6 日的"全国爱眼日"，我们召开了两届国民视觉健康研讨会,报告我们的研究成果,邀请有关部门领导、学者与行业代表,共同就国民视觉健康问题进行系统深入的探讨。感谢各参与方和新闻媒体,以及瞭望智库的史晨,他们为推动社会各界对视觉健康的认识做出了重大贡献。

非常欣慰的是,就在此书即将付梓之际,中央召开了最高规格的卫生与健康大会,将"健康中国"上升为优先发展战略,在健康中国的蓝图里,视觉健康,尤其是保护青少年视力将成为健康中国战略的重要组成部分。

本书是我国视觉健康研究的开始,我们期待能有更多的人加入视觉健康的研究,共同推动我国视觉健康发展。

李 玲

2016 年 9 月 6 日

前　言

　　保护眼睛的重要性似乎是不言自明的:不论是平日所说的"眼睛是心灵的窗户",还是习总书记所强调的"像保护眼睛一样保护生态环境",眼睛一直都处于极其重要的地位。海伦·凯勒女士在《假如给我三天光明》中表现出的乐观和坚强,之所以能够感动千千万万的人,恰恰是因为失明会给生活带来无穷无尽的困难,常人难以承受失明带来的痛苦。白居易在《眼暗》一诗中,更是形象具体地描绘了视力缺陷对自己晚年生活带来的负面影响:

眼暗

早年勤倦看书苦,晚岁悲伤出泪多。

眼损不知都自取,病成方悟欲如何。

夜昏乍似灯将灭,朝暗长疑镜未磨。

千药万方治不得,唯应闭目学头陀。

　　在农业时代和工业时代,失明带来的不便已经让人痛苦不已;进入信息时代,失明造成的损失将更加难以接受。如今,越来越多的信息是通过眼睛来接收的,一旦失去眼睛,我们将失去学习能力、工作能力,甚至生活能力,逐渐被信息时代所淘汰。

　　读者和笔者都是幸运的,我们还能通过眼睛来阅读、学习,享受着信息时代精彩纷呈的生活。对于幸运的我们,或许想象一下"假如给我三天黑暗",更能感受眼睛有多重要:清晨,手机闹钟响了,我们从睡梦中醒来,却看不见手机在何处;摸索着拿起手机,却不知道现在是几点、手机屏幕上有没有消息;放下手机,又不知道自己现在何处、周围环境如何……如果继续想象下去,很快就会发现生活变得困难重重、枯燥乏味:在日常生活都已经难以应付的情况下,阅读书籍、观看电影、旅游观光等娱乐方式都更加遥不可及,要做出卓越的成就、实现人生的价值简直是天方夜谭。

　　但是,仅仅"看得见"就可以满足了吗? 当孩子要眯起眼睛才能勉强看清黑板,学业受到严重影响时;当我们没戴眼镜、认不出迎面走过来的朋友,陷入一阵尴尬时;当父母揉着酸痛流泪的双眼,艰难地择菜、淘米时……每到这些时候,我们都希望拥有明亮的眼睛、清晰的视力,让生活少一点烦恼、多一点自在。

　　也许我们早已对这些痛苦习以为常,开始觉得"保护眼睛"的说教不过是老生常谈,因而对国民视觉健康面临的严峻挑战视而不见。如今我国患有近视的人口已经近五亿,其中一半以上需要配眼镜却没有配镜;老视(老花眼)患者占比更是超过了 40 岁以上人口的65%。与此同时,近视的低龄化现象正在逐渐显现:在儿童和青少年时期,近视的患病率随年龄增长而快速上升,6—15 岁的平均近视率达到 46.64%;这一现象在经济发达地区更为严重。

　　按照这一趋势发展,到2020 年,我国近视患病人口将接近七亿,患有高度近视的总人口将达到约五千万人(见图 1),这对国家的经济发展、社会稳定甚至国家安全都形成严峻的威胁。

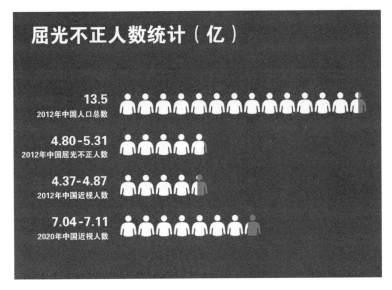

图 1　我国视觉健康危机状况

　　根据我们的研究,2012 年视力缺陷所带来的社会经济成本在6 842.83 亿—6 910.90 亿元之间,占当年 GDP 的比例为 1.31%—1.32%。当年我国 GDP 增长率尚有 7.7%,我们尚可以寄希望于经济重新进入高速增长,暂时搁置这些问题,但是我国如今已经进入“新常态”,将在未来比较长的一段时间保持“中高速”(而非“高速”)增长,不能再对视力缺陷造成的巨额损失视而不见了。

　　国民视觉健康危机不仅会体现为经济上的损失,更会通过损害当代民众的健康来影响到未来的人口素质,从而影响到社会稳定和国家安全。2011 年,我国对军队陆勤人员的视力要求放宽到右眼裸眼视力 4.9,左眼裸眼视力 4.8;2014 年,我国再次放宽了有关视力的标准,仅要求右眼裸眼视力不低于 4.6,左眼裸眼视力不低于 4.5。放宽视力标准的背后,是在国民视觉健康危机下无可奈何的妥协。可以说,应对视觉健康危机,是实现强军梦、强国梦的必经之路。遗憾的是,从民众到社会,再到政府职能部门,似乎都没有意识到视觉健

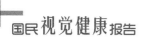

康对个人、对社会、对国家的重要意义,没有意识到视觉健康需要民众在公共政策的支持下进行长期、有效的保护。

现阶段,社会各界对视觉健康的重要性、复杂性和迫切性缺乏认识,造成了我国的公共政策的理念存在偏差:我国各类和眼健康相关的政策始终以防盲治病为导向,关注的是单个的眼病,而非个人和群体整体的视觉健康。眼睛的发育和功能监测本是较为复杂的,却在防盲治病的理念下被简单化,难以做到"预防为主""防治结合"。

除了理念上对"整体视觉健康"和"预防为主"的忽视,在原则层面也没有接受"人人享有视觉健康"和"将视觉健康融入一切政策"的国际潮流。前一原则保障视觉健康以及与视觉健康相关的公共政策福利在不同地域、不同人群之间的公平性,后一原则保障视觉健康政策与现有政策的协调性和可操作性。原则问题决定了资源分配和操作手段,必须要坚持这两大原则,才能真正落实公共政策,产生全局性、整体性的成效。

在视觉健康的公共政策方面,新加坡的经验值得我们借鉴。

在21世纪初,新加坡也曾面对与我们相似的危机,7岁儿童的近视率超过20%,超过70%的新加坡大学生需要佩戴眼镜,近视患病率远远高于美国、英国等西方国家。随着科学研究的进展以及视觉健康知识的不断普及,青少年视觉问题逐渐成为新加坡社会民众和公共政策所关注的热点问题,最终同国家安全、社会创新等发展问题联系起来。

在社会和政府的高度关注下,2001年新加坡教育部与卫生部联合创立新加坡国家近视预防项目。随后五年,该项目在各个学校陆续开展,为全体青少年开展视力普查健康教育项目,并建立起了新加坡近视档案。在此基础上,2005年新加坡成立了新加坡国家近视预防工作组,负责对项目开展以及近视防治等一系列基础性科学问题进行监督、评估与政策指导工作,并于次年发布审查报告,进行详细的分析并提出了有价值的政策建议。新加坡政府基于这样的报告的政策建议,循证决策,对国家近视预防项目进行了方向性的调整,并延续至今。

2011 年,在国家近视预防项目实施十周年之际,新加坡卫生部部长基于六年的调查数据宣布,新加坡在 2005—2011 年青少年近视率下降了 5%——这是新加坡建国以来儿童近视率首次下降,体现了公共部门在促进视觉健康上的巨大潜力和重大责任!

我们研究的起点是全球视觉健康公共政策的发展趋势和现代社会生产生活方式对视觉健康的更高要求,并在整合国内碎片化的视觉健康公共政策的迫切需求下展开:

视觉健康问题已经成为全球范围的重大公共卫生问题。为了应对日益严重的视觉健康问题,许多国家纷纷响应世界卫生组织提出的"视觉 2020"(Vision 2020:Global Initiative for the Elimination of Avoidable Blindness The Right to Sight)的号召,采取了从治盲到促进视觉健康等的一系列政策,消除可避免的视觉损害,全面促进视觉健康。

我国面临着比西方国家更为严重的视觉健康危机。我国视觉健康恶化的形势严峻,患病率远高于全球平均水平。一方面,随着屈光不正的快速低龄化,近视已经成为影响当代和未来人口素质的"国病";另一方面,在人口老龄化的背景下,各类老年性视力问题患病年龄提前,例如白内障和老视早发等。因此,病程延长、患病人数激增等情况会给社会造成沉重的负担。然而,社会各界对视觉健康的重要性和视觉健康问题的严峻性缺乏基本的认识和应对措施,绝大部分存在视觉健康问题的人群得不到最基本的保健服务。

整合目前碎片化的视觉健康公共政策体系刻不容缓。从 1949 年至今,我国与眼健康相关的法规中,尚未出现过"视觉健康"这一表述。一直以来,我国与眼健康相关的机构设置与政策内容都围绕着防盲治盲展开。我国在 20 世纪 80 年代以前以"消灭沙眼"为目标,从 80 年代至今则以白内障复明为目标,并取得了显著的成就。然而,随着社会经济的快速转型,我国国民的生产生活方式已经发生了天翻地覆的变化,对眼健康的要求已经不能再局限于防盲治盲,不仅要"看得见",还要"看得清""看得久"。面对严峻的视力健康形势,调整我国眼健康相关政策导向,从重点关注防盲治盲扩展到全面的视觉健康已经变得刻不容缓。

我们的研究旨在增进社会公众的视觉健康意识、促进相关的公共政策制定。研究内容主要包括:视力缺陷的患病现状估算,评估视力缺陷导致的社会经济负担,国内外政策实践对比。在上述研究成果的基础上,我们提出了可执行的公共政策框架。

全书分为上、中、下三篇,分别从为什么要关注视觉健康、视觉健康关乎国家发展、公共政策助力视觉健康三个层面研究了视觉健康问题。

上篇共有两章,主要从个人层面来介绍视觉相关基础知识,强调视觉健康的重要性,以唤起公众的重视。第 1 章"每个人的眼睛都需要呵护"介绍眼睛、视力和配镜的基础知识;第 2 章"公共政策为视觉健康保驾护航"概括性地介绍了我国有关视觉健康的公共政策和配套行业的发展状况,汇报了视觉相关疾病的患病人数和由此产生的经济损失,并通过借鉴国际经验总结出了适合我国促进国民视觉健康的政策建议。

中篇共有三章,主要运用计量经济学、卫生经济学的方法来核算我国视觉疾病的疾病负担和经济损失。第3章"国民视觉健康现状"比较了衡量视觉健康的几种标准,结合国情和研究重心提出了"视力缺陷"的标准;第4章"我国国民视力缺陷病因与风险因素"主要分析了我国视力缺陷的病因构成,对比了主要的风险因素;第5章"国民视力缺陷导致的社会经济负担"是本书的重中之重,将国际通行的分析框架与我国现有的数据相结合,核算出视力缺陷问题造成的直接、间接成本与生命质量损失,量化了视觉健康问题造成的社会经济负担。

下篇共有三章,在公共政策层面进行了探讨。第6章"我国视觉健康公共政策分析"从公共教育与预防保健、医疗服务供给与保障、视光学人才培养和行业监管四个方面,深入讨论现有视觉健康政策的不足;第7章"视觉健康公共政策的国际经验"以WTO的行动计划为背景,研究了如何将视觉健康预防保健纳入基本公共卫生服务项目,引入了发达国家和地区在保障体系、人才体系、监管体系上的成功经验;第8章"国民视觉健康政策建议"建议公共政策中采用可问责的循证决策机制,建立以预防为导向的资源规划体系,在将视觉健康公共政策与现有医疗卫生政策相衔接的同时,建立起专业化的3"O"人才队伍与视光产品监管体系。

附录主要收录了没有在正文中展开讨论的内容。需要强调的是,附录详细论述估计远视力缺陷患病率、屈光不正患病率、预测2020年我国屈光不正患病人数的具体方法和流程,并对国际上估算视力缺陷经济负担的不同方法进行了总结和对比,使得我们的研究更加深入,也更具稳健性和可比性。

目　录

下篇　公共政策助力视觉健康

图目录

表 目 录

上篇

为什么要关注视觉健康

第 **1** 章

每个人的眼睛都需要呵护

一、眼睛基础知识

我们平常接受的外界信息中约有 80% 来自于视觉，眼睛对于人体来说是一个非常重要的感觉器官。人们可以通过它感觉到丰富的色彩、物体的大小、形状和远近，将自身与外界环境紧密地结合起来，看到这异彩纷呈的世界。

（一）看不清就一定是近视吗？

为了解答这个问题，我们需要了解一下眼睛的基本结构（见图 1-1、图 1-2）。不妨将眼睛比作人体的"相机"：角膜、晶状体和玻璃体等部分作为"镜头"，负责将光线折射聚焦在视网膜上；视网膜作为人体相机的"底片"，负责接收并分析折射进的光线，转换为生物信号后，再由眼后的视神经发送给大脑，让大脑知道看到的是什么。

实际上，无论是屈光不正（近视、远视、散光、老视），还是白内障，

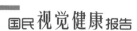

抑或是青光眼,都可能造成看不清东西的症状。从角膜到视神经,不论哪个环节出现了问题,都会影响到人们的视力状况,进而影响到我们的生活水平。许多常见的视力问题,都是人体相机的"镜头"或者"底片"出现问题而导致的。

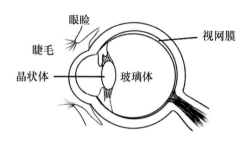

图1-1　眼睛结构简图

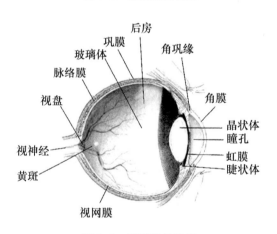

图1-2　眼睛结构详图

顺带提醒的是,由于多种因素都影响着视力状况,我们不能简单地将近视度数和视力高低一一对应起来。同时儿童在学校测视力表、在眼镜店进行的仪器检查,都不一定能正确反映儿童的视力状况:前者可能存在着胡乱猜测的干扰,后者会忽略不同个体眼睛的不同状态。因此,如果出现看不清东西的症状,还是尽快找眼科医生进行全面的检查为好。

　　另外,需要注意的是,人的视力可以分为两个方面,即远视力和近视力(见图1-3):远视力是指人在看远处时的能力,当一个人近视了,看不清远物,他的远视力可能就存在缺陷;近视力描述的是人在看近距离(比如阅读文字)时的能力,当一个人患上老视(老花眼)了,看不清近物,他的近视力可能就存在缺陷。做出这样的划分,是因为人在看远处和看近处时使用了"镜头"的不同部分:对于正常视力的人,在看近处时,主要利用角膜的折射功能视物,在看远处时,主要通过睫状肌拉动晶状体改变折射程度,从而看清事物。我们通常都只关注"远视力",忽视近视力问题:比如,有些家长会认为远视力达到5.2的孩子就一定视力特别好、眼睛特别健康,却没发现其纫针(或穿针引线)时始终看不清近处的针线。也有一些人将老视和远视相混淆,相信近视患者在年老之后会自愈,却没想到远视力和近视力会同时遭到损伤、看近看远都不清晰。

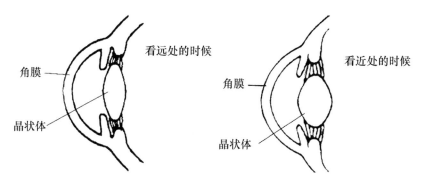

图1-3　角膜和水晶体(晶状体)

(二)小孩近视,"弄假成真"?

　　让我们简单地看一看近视的原理(见图1-4):正常眼睛中,睫状肌可牵引晶状体来改变光线折射的路径,来保证光线始终聚焦在视网膜上。如果眼轴被拉得很长,无论晶状体怎么变化,光线的焦点都始终落在视网膜的前方而不能调节到视网膜上，近视就发生了。

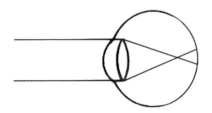

图1-4 近视示意图

也许很多人都不知道近视分为"轴性近视"和"屈光性近视"两种，这两种近视的原理不同，产生的后果也不同。

"轴性近视"是由于眼轴被拉长，因而光线的焦点落在了视网膜前方，这种近视是不能自愈的。令人痛心的是，大多数人的近视就是这一种情形。"屈光性近视"是因为角膜（即我们通常看到的黑色的"眼珠"）和晶状体的折射率过高，也使得光线的焦点落在了视网膜的前方，无法看清东西。

我们通常所说的"假性近视"，其实就是一种屈光性近视。如果孩子长期近距离用眼睛而不去放松眼睛，负责调节折射率的睫状肌就一直处于紧张的状态，过度用力，造成"屈光性近视"。按这样发展下去，人体为了适应近距离的工作，避免睫状肌一直用力，会逐渐拉长眼轴，形成"轴性近视"。

假性近视可以通过适当休息或者进行散瞳来得到缓解，让一些人误以为近视是可以自愈的。儿童的眼睛度数逐渐加深的过程，往往是眼轴逐渐拉长的过程，这一个过程是不可逆转、难以弥补的，切不可忽视轴性近视的长期影响！

由此可见，长期近距离用眼对眼睛的伤害是很大的，而且是长期的、不可逆转的。保护眼睛，需要从小开始、从养成正确的用眼习惯开始。

（三）近视就只是戴一副眼镜的事，不需要关心？

由于社会上长期缺乏重视，人们误以为近视的后果仅仅是戴一副眼镜，并不值得特别关注；同时，受教育水平较高的人近距离用眼更多、患近视的比例更高，社会上竟然将"戴眼镜"和"高学历"联系起来，甚至产生了"猪八戒戴眼镜——冒充大学生"的民间俗语。

殊不知，如果不及时矫正视力并改变用眼习惯，近视的程度会逐渐加深，使得矫正后也不能达到正常的视力水平，最终导致视觉上的残疾——在 2006 年的全国残疾人抽样调查中，有 7.58% 的盲人是由于屈光不正（包括近视、远视、散光）和老视造成的（第二次全国残疾人抽样调查办公室，2007）。

不仅如此，随着近视度数加深，眼轴逐渐拉长，白内障、青光眼、飞蚊症、视网膜剥落、黄斑出血和老年性黄斑病变等多种并发症都变得更有可能发生。以上这些并发症，有些是可以治疗的，有些是不能治愈的，都会严重影响到患者的生活质量。随着近视低龄化的趋势逐渐发展，这些并发症也可能提前发作，让近视患者年纪轻轻就遭受视觉疾病的困扰，在漫长的人生中一直承受挥之不去的阴影。

（四）近视是遗传造成的，不能预防？

生活中，我们经常看见高度近视患者的子女，小小年纪就同他们的父母一样戴上了厚厚的眼镜，于是大家就形成了一种看法："近视是遗传造成的。"

首先必须承认，一些生理和遗传因素确实会造成孩子近视：

1. 父母是近视者的子女，其是近视的发病率高于父母是正常视力的子女；

2. 儿童时期患有某些疾病容易导致高度近视；

3. 胎儿期母亲患病可引起出生时先天性高度近视；

4. 双生子也容易导致近视（由于双生子在胎儿期营养不足，影响眼球发育，使巩膜组织脆弱，容易扩张，从而形成近视），早产儿、低体重儿也有同样的风险。

但是，我们不应该过分强调遗传因素对近视的影响，而忽略了更为重要、更为可控的用眼习惯。要知道，多数人的近视是由不良用眼习惯造成的，也就是可以预防的。现阶段，因为不良用眼习惯造成近视的大概有如下几种情形：

1. 读书、写字时姿势不正确，距离桌面过近；

2. 持续用眼时间过长，长期注视手机、电脑、电视等电子产品；

3. 喜欢坐车、坐地铁和走路时看书、玩手机；

4. 长期在过强或过弱的光线下看书、玩手机；

5. 偏食、体质较弱；

6. 长期睡眠不足，夜间在被窝里躺着看书、玩手机。

如果读者还没忘记"相机"的比喻，以上这些就比较好理解了。看书姿势不正确，往往会造成用眼距离太近，就像拍照的时候拍特别近的东西一样，镜头会对不上焦，最终让眼睛"调焦"的肌肉绷得特别紧，进而引起眼轴增长；在坐车、坐地铁甚至走路的时候看手机，就像拍照的时候镜头在晃动，需要不停地重新对焦——相机都受不了，更何况人眼呢？注意用眼时间长度、注意饮食和睡眠，更是对"相机"进行保护，避免其受到内部损伤。

不难看出，我们可以通过纠正以上不良习惯，来减弱近视对我们造成的威胁，让近视晚发生、不发生，从而保护我们的视力、保护我们的眼睛。

二、关注孩子的视力健康

(一)早教"抢跑"危及视力

孩子的眼球和身高一样,是随着年龄不断发育的。刚出生的小孩眼球较小(体积只有成年人的三分之一),眼轴也较短,尚未发育成熟,因而很多小孩都具有远视的情况。随着眼球由小变大地发育增长,孩子的视力从"远视状态"逐渐发育为"正视状态";如果孩子的视力发育过度,就会进一步从"正视状态"发展到"近视状态"(石一宁,2012,第97页)。在孩子眼睛发育的过程中,眼睛可能发育过度,导致眼轴过长,形成轴性近视,因而孩子有远视并不代表以后没有患上近视的危险,家长需要定期带孩子进行视力检查,孩子上学后也要注意学校体检时视力检查的情况。如果孩子的视力在较短时间内由远视"恢复"成普通视力,应当警惕其发展成近视的可能性。

对于眼睛这样重要而又敏感的器官,发育过程中理应好好保护它。如果孩子的眼睛还没发育成熟,就开始大量近距离用眼、长时间用眼,孩子的眼轴过度增长,便从"正视状态"发展成"近视状态"。如果把视力比作"银行存款"的话,不妨说孩子从小就养成了"挥霍"(损耗视力)的习惯,长此以往便会把"存款"耗尽,变得"负债累累"(近视度数越来越严重),最终近视伴随终身。

遗憾的是,在高考竞争压倒一切的今天,很多父母让孩子从小就开始看书、识字。2015年,网上广泛流传的《有感于拼爹学习和孩子学习热情》的帖子,深刻地反映了社会上普遍存在的升学压力、早教压力:发帖者的大儿子每周有五次奥数课、三次语文课、五次英语课,还有足球课、钢琴课、围棋课以及国际象棋课。孩子除了应付课外补习,还得完成课内作业、课外作业,很少得到休息;小女儿才5岁大,就开始参加各种小学课程和兴趣班,每天下课回家后还得练琴、写作业。在这样的社会氛围下,家长没有意识到过早开始知识教育的潜在危害,让孩子从小看书、上课、练特长,身心都得不到休息。

学龄前儿童的视力发育好坏,对其日后的工作学习和生活质量都有重大影响。如果因为过早接受文化教育(如看书识字、看谱练琴)而患上近视,孩子即便赢在了起点,也有可能在人生的马拉松里因为视力负担而逐渐落后,甚至被淘汰出局;上学后,孩子会因为看不清黑板而影响听课效果,进而影响到孩子的学习成绩;高考时,孩子会因为近视而在选专业的时候受到各种限制;工作中,孩子会因为近视而降低工作效率、影响职业发展……

试想一下,如果在孩子发育过程中早早地损害了眼睛,"抢跑"得到的优势很快被抵消,在人生的马拉松里时时刻刻都承受着视力缺陷[①]带来的不便甚至是痛苦,这样的选择实在是得不偿失。

(二) 21世纪无处不在的"视力杀手"

生活在21世纪,许多我们习以为常的娱乐项目、生活用品都会给儿童视力带来伤害,家长需要加倍注意。

1. 电子产品要慎用

智能手机、平板电脑几乎成了年轻父母生活中必不可缺的一部分,它们是许多人主要的娱乐工具。不仅如此,在应用商店中也有各

---

① 在本书中,"视力缺陷""视觉损害""视力损失"三种表述较易混淆。在介绍世界卫生组织有关视觉健康的标准以及据此标准计算经济损失时,采用的是"视觉损害"(Visual Impairment)的表述;在介绍国际眼科委员会有关视觉健康的标准以及据此计算经济损失时,采用的是"视力损失"的表述。在介绍本书根据我国视觉健康现状提出的新的标准以及据此计算相应的经济损失时,采用的是"视力缺陷"的表述。

种早教的软件,可以协助家长培养孩子的各种能力。

不过,电子产品距离眼睛过近,也会损害孩子视力。幼儿在使用电子产品时,一般会玩游戏或者看动画片,往往不能很好地把握屏幕和眼睛之间的距离,也没有定时休息眼睛的自觉性。而孩子长时间以不合适的姿势盯着屏幕,容易导致视力疲劳,诱发近视、弱视或斜视。

除此之外,如果注意力高度集中在电子产品上,眨眼的次数会降低,这样泪水不能很好地滋润眼球,长期下去就会导致干眼症。

其实电子产品不仅会对孩子的视力形成威胁,同样可能损害作为父母的成年人的视力。因此,父母应该慎重使用电子产品,并教育孩子养成良好的用眼习惯,对自己负责、也对孩子负责。

2. 强光、蓝光和紫外线不可不防

强光容易造成眼睛疲劳、干涩,引起孩子近视;蓝光和紫外线都可能通过孩子的晶状体,损害幼儿的视力。生活中,一些我们不常注意的地方都可能存在着强光、蓝光和紫外线,这就需要我们主动了解、积极防范。

首先,儿童使用电子产品要注意提防蓝光造成的危害。可见光是由各种颜色的光线混合而成的,其中蓝光的能量最强,对眼睛的刺激最大,而电子产品发出的光线中有大量的蓝光。婴幼儿的晶状体因为发育不完全,过滤光线的能力相比成人弱,因此婴幼儿使用电子产品会伤害眼睛,长时间使用甚至可能导致弱视。

其次,很多家庭的浴室内都装有浴霸,可在孩子洗澡时保证环境的温度,防止着凉生病。但是,浴霸发出的光较强,其中很大一部分是蓝光,对孩子的眼睛有害。出于保护视力的考虑,孩子在洗澡时还是不用浴霸为宜(王洪峰、王恩荣,2014)。

最后,孩子在户外时,要注意阳光强度:如果阳光强烈,应该考虑给孩子佩戴质量合格的墨镜,否则阳光中能量强的蓝光以及看不见的紫外线会像电子产品发出的蓝光一样,对幼儿的视力产生负面影响。

3. 避免带孩子去电影院

和孩子一起看电影是让人开心的事情,不过,如果是去电影院看电影的话,家长还是需要三思。

正如前文所说,幼儿的视力没有发育完全,在看快速运行的画面时存在一定程度的困难,所以家长享受到的视觉效果,孩子未必能享受到;另外电影院中的音效分贝对孩子来说往往偏大,孩子的听觉敏感,不太适合长时间处于高分贝的环境下。

3D电影虽然好看,但对孩子眼睛有着更大的危害:我们在看3D电影时,眼睛需要不断地自动调节,而幼儿的眼睛调节能力不完全,观看3D电影不但会产生疲劳,还有可能导致头痛之类的症状(王洪峰、王恩荣,2014)。

由此看来,对家长来说更好的办法是陪伴幼儿在家观看电影和动画片。这样家长可以定时让孩子休息眼睛,防止孩子视力疲劳。

(三) 怎样监控孩子的视力变化?

1. 注意孩子的"小动作"

因为学龄前儿童表达能力不完善,对自己的视力也不能正确地评估,因此在日常生活中,家长可以通过观察孩子的小动作,来发现孩子视力可能存在的问题。这些小动作包括:看东西时皱眉、眨眼、眯眼、歪头。这些小动作表示孩子可能有远视、散光、近视或者两眼视力不等之类的状况。出现这种情况时,家长应该带孩子去医院检查视力,做进一步的视力检查。

2. 定期进行视力检查

应当对学龄前儿童的视力进行定期检查,大约半年到一年进行一次。这样,家长可以掌握孩子视力发育的情况,及时发现问题,及时进行矫正。弱视、斜视这些眼睛的疾病在孩子长大以后就难以矫正了,因此要早发现、早矫正。

家长可以通过了解孩子在幼儿园的体检状况来了解孩子的视力情况,也可以自行带孩子定期去医院检查眼睛。

3. 验光配镜一定要"靠谱"!

如果儿童视力有问题,不能在眼镜店验光配镜,更不能随便购买成品眼镜,一定要去医院,让医生决定矫正办法。

因为儿童的视力调节能力和大人不同,在验光的时候可能表现出前文所说的"假性近视"的症状。为了准确测量儿童的视力,需要进行散瞳的操作——这是眼镜店的工作人员没有资质也没有能力完成的事情。在我国现阶段视光学人才欠缺的背景下,眼科医生所具备的与眼睛、视力相关的知识和掌握的技能往往是其他人员所不具备的。

必须提醒的是,一些眼镜店通过出售廉价、劣质的眼镜产品来盈利,甚至打出"免费验光"的招牌,让很多父母误以为在这些地方随便给孩子买一副便宜的眼镜就足以解决问题。"天下没有免费的午餐",免费验光、五分钟验光并不能保证验光的准确性,其配制的眼镜也未必适合孩子的眼睛状况。长时间佩戴不合适的眼镜,可能引起孩子视力问题快速恶化,最终得不偿失。

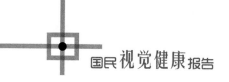

三、保护视力好习惯

上一节主要介绍了如何保护儿童的视力，避免孩子视力恶化。低龄的孩子或许会因为缺少判断能力和自控能力而需要家长多注意监督、教育；已经入学的青少年则和成年人（尤其是老年人）一样，已经可以对自己负责、为保护自己的视力而主动养成良好的习惯。

我们已经知道视力缺陷的原因主要有遗传（先天性）和环境（后天性）两大因素，而作为非专业人士的读者暂时无法控制遗传因素的作用，只能从影响视力缺陷的后天因素来讲如何保护视力。因此，本节将着眼于介绍改变后天因素的良好习惯，从改善用眼环境、控制用眼时间、注意用眼保健、增加户外运动、改善营养、定期检查、增强护眼意识和保持好心情八个方面介绍保护视力的基本方法。

（一）用眼环境很重要

改善学生用眼卫生环境与条件，对减轻学生用眼负担、形成正确的用眼卫生习惯十分重要。

学校应该安排经费改善教学卫生条件，定期对教室的采光、照明、黑板、课桌椅配备等情况进行检查，确保教室的硬件设施达到基本卫生标准。有条件的地方可选用可调节式课桌椅，并根据学生的身高及时进行调整；学生的座位应该每两周进行一次轮换，对座位做前后左右调整，以调节学生用眼距离；严格控制班级容量，使教室首排课桌前缘与黑板保持 2 米以上的距离。

改善用眼环境不仅是学校的事情，更是每个家长都需要承担的责任。在放学回家的夜晚、在漫长的寒暑假，家里的用眼环境都在影响着孩子的视觉健康。孩子在家看书、写作业的时候，一定要保证合适的光线强度，不能让孩子在昏暗的或者晃眼的光线里面"将就"和"克服"。只要家庭条件允许，一定为孩子提供高度合适的书桌、质量合格的台灯；如果孩子习惯右手写字，就将台灯放在孩子左前方的适当距离，确保孩子能轻松地看清楚书本上的文字，避免眼睛陷入疲劳。

（二）用眼时间要控制

长时间用眼对于视力的损害极大，会导致眼睛在不知不觉中过度使用而无法自我调节至正常视力水平。因此有必要控制近距离用眼的时间，避免长时间用眼。

过重的课业负担是学生用眼过度的原因之一，也是导致近视发生的重要原因，因此必须把减轻学生过重的课业负担作为预防青少年近视的首要举措。学校应该改进教学方式，提高教学效率，严格控制学生在校学习时间，禁止不必要的节假日补课等，从而使学生有充足的睡眠并得到充分的休息，调节紧张状态。

此外，随着手机、电视、计算机和各种电子游戏的逐步普及，人们玩手机、看电视、打电子游戏的时间大量增加，这也是促使人们长时间过度用眼的原因。在日常生活中，应该严格控制使用电子产品的时间，如果不得不使用电子产品，不妨借鉴吴佩昌（2014，第8页）医生的建议，采用"30/10"的原则：每使用30分钟电子产品，就起来休息10分钟，放松眼睛、保护视力。

（三）用眼保健有方法

用眼保健的方法有很多，目前最受推崇的主要是望远、晶体操和眼保健操三类。

望远有缓解眼睛紧张状态,改善或恢复视力的目的。可以通过多次望远训练对眼睛进行保健和锻炼,但是应该避免直视刺眼的阳光和漫无目的地望着天空,要有明确的目标,如楼顶、树梢、山顶等。

晶体操也是对眼睛进行保健的好方法。所谓晶体操,是通过看近处和看远处的交替活动改善眼睛的调节机能,以达到缓解或解除睫状肌紧张,减少眼睛疲劳的目的。具体的操作方法很多,但核心要点是选定目标和顺序交替地看远看近。

每天两次的眼保健操也应当坚持。学校应设专门的卫生保健老师指导学生做规范的眼保健操,按准穴位。通过按摩眼部周围穴位,促进血液循环,缓解眼睛疲劳。但是需要注意的是,做眼保健操的过程中,手指可能接触到眼睛,为了避免将病菌和灰尘带入眼睛,在做眼保健操之前需要认真洗手。

（四）户外运动好处多

户外活动的时间增加能够保护中小学生远视力,缓解新发近视率和近视进展,减缓眼轴伸长和眼压升高(金菊香,2015)。

学校要保证体育课课时的落实,让学生能够充分利用户外体育活动放松眼睛的调节肌群,预防近视和缓解眼睛疲劳。要保证学生每天一小时的体育活动时间,没有体育课当天要在下午课后组织学生进行一小时集体体育锻炼(廖文科,2008)。

上班一族在繁忙的工作外,也可抽出时间到郊外散步,既能够放松心情,又能够让一直处于紧张运转状态的眼睛得到休息。老年人做适当的户外运动,不仅能够强身健体、结交好友,也可以在一定程度上让双眼得到保健。

（五）营养安排可改善

食物中某种营养不足或过多时，会导致眼球伸展或眼轴延长（梅承鼎，2015）。

要保护视力健康，养成良好的饮食习惯，纠正不良的饮食行为很有必要。第一，不能摄取过多糖分，尤其是多糖会造成体内维生素 B_1 的缺乏，造成视神经障碍，使视力下降。第二，钙质要补足，因为当钙质不足的时候，可能会导致眼球壁失去正常弹性，引发轴性近视。第三，适当增加铬元素能够避免因人体缺铬引起的房水渗透压上升和屈光度增加，减少患近视的风险。第四，日常饮食中多吃猪肝、枸杞等富含维生素的食品有益于视觉健康。第五，锌在视网膜代谢中起关键作用，多吃含锌多的食品，如花生、小麦、土豆等也可以减缓视力下降。

除了应该注意营养的均衡摄取和补充，为了保护视力，最好少抽烟。因为烟草中含有氰化物，当吸烟者正常代谢发生障碍无法将寄存在体内的氰化物排出体外时，会出现"烟草中毒性弱视"。

（六）视力检查定期做

除了上述保护视力的直接措施外，为了掌握自己真实的视觉情况，应该定期进行全面的视力检查。长期近距离用眼，或者患有高血压等慢性疾病的人，更应积极关注自身的视觉健康状态，争取在视力下降时做到早发现、早治疗、对症下药。

如果检查发现视力下降，要尽快到专门的医院眼科做进一步的检查。倘若检查发现患近视、远视或散光，应及时到专业机构配合格的眼镜，并定期进行复查调换镜片。

患有某些慢性病与患有白内障、青光眼等眼科疾病一样，均应定期检查，及时接受治疗。高血压、动脉硬化和糖尿病等慢性病也可能对视力造成损害，因此，除了积极防治慢性病外，还要定期去医院查眼底和做有关的化验检查，以便早发现眼的并发症，及早治疗。

（七）爱眼意识要加强

要使国民的视觉健康得到提升，宣传教育极为重要。当前，我国国民普遍对视觉健康认识不深，对于视力保护的重要性缺乏足够的意识。

作为家长要掌握一定的眼的保健知识，重视儿童的视力状况。要加强儿童的视力保护教育，培养其形成正确的坐、看、书写等姿势，指导其做眼保健操放松调节眼睛（洪霞等，2012）；教育儿童看书、写字和看电视要保持一定的距离，正视目标不斜视。

同时，政府部门也应该在社区举行相关的爱眼活动，宣传护眼知识，这对于提高居民（尤其是老年人）的视力保护意识很有帮助。

（八）稳定情绪保持好心情

保持良好而稳定的情绪对视力保护也很重要。眼睛保健与中枢神经关系非常密切，不良情绪如易怒急躁会给视神经造成损伤，甚至可能导致失明。因此，为了拥有健康的视力，遇事要坦然开朗、乐观向上。

青少年学业任务繁重，上班一族工作压力颇大，老年人容易产生孤独等不良情绪，都应该学会调控自身的情绪，保持良好的心境。

当然，以上八个方面只是保护视力最基本的方面，还需要各位读者在日常生活中不断向眼科医生等专业人员学习保护眼睛的知识，长期保持良好的用眼、护眼习惯。

四、验光配镜误区与常识

（一）误区

1. 眼镜戴了就取不下来，不戴还能恢复视力？

人们在决定是否配镜时，往往都会听到"眼镜一戴就取不下来，永远就近视了"的说法，因而决定不配眼镜，结果在很短的时间内视力状况急速下降，等到再想起配眼镜的时候悔之晚矣。

如果对近视的形成机制有所了解，对于"眼镜一戴就是一辈子吗"和"近视能否自愈"这两个问题的答案其实不难得到：如果仅仅是因为眼睛太过疲劳、睫状肌过度紧张形成的假性近视（屈光性近视），在眼睛经过足够的休息之后，视力可能有一定的恢复；但如果是因为眼轴拉长造成的轴性近视，现在医学上暂无通行有效的恢复方法[①]，更遑论"自愈"？由于近视基本是不可逆转的，不良的用眼习惯还会继续损害患者的视力，最终体现为一辈子都需要戴眼镜。事实上，即便我们有过"戴着眼镜近视度数也不断上升"的经历，仍应该意识到：罹患近视却不戴合适的眼镜，将会对我们的视力造成更大的威胁。

让我们重新回到配眼镜的必要性上：近视患者看不清远处的物体，很容易养成眯着眼睛看东西的不良习惯，造成视力状况进一步恶化。佩戴眼镜一方面缓解了看不清物体的问题，另一方面可以避免养成眯眼看东西的习惯，减缓近视加重的速度。但是，如果患者不纠

---

① 激光矫正手术对患者的眼睛状况本身有要求，高度近视患者、晶状体太薄的患者不适合做激光矫正手术。

正原先的用眼习惯、让眼睛得到适当的休息,近视的问题仍然会变得越来越严重。因此,在视力出现问题的时候及时就医、听取医生的建议,这才是最好的选择。

2."免费验光"是"馅饼"还是陷阱?

如今走在街上,经常能看到"免费验光"的招牌。可是大家都知道"天上不会掉馅饼"和"羊毛出在羊身上"的道理,"免费验光"始终是有代价的:给顾客进行验光的销售人员,他们的工资是由眼镜店支付的——这笔钱最终还是体现在消费者购买眼镜的价格之中;如果销售人员的收入和眼镜的销售额直接相关,那对他们的经济激励就不是准确验光,而是尽可能推销价格昂贵的眼镜。

在我国,"免费验光"和"快速验光"总是紧密相伴的。销售人员没有激励去保证验光结果的准确性,缺乏视光知识的顾客既没有意识也没有耐心接受完整、准确的验光,所以时常会出现短短几分钟就验完光的情况。学者指出,在标准流程下,至少要40分钟才能给出一项科学的、合理的处方(蓝南京,2011)。笔者曾就验光时间过短的问题,访谈过一名眼镜销售人员,他对这一现象的答复是"没办法,我们要做生意"——可见,正是对眼镜店验光人员的经济激励出了问题。

我们应当知道,一副合适的眼镜至少需要满足近视(或远视)度数、散光度数和瞳距三个标准。验光不准确可能影响到度数和瞳距的准确性。一副不准确的眼镜,首先会使佩戴者达不到最佳的视力矫正状态,其次让佩戴者眼睛的睫状肌等调节部位持续紧张。眼睛为了适应这样的状态,又要发生一定的变化,这样可能会导致视力进一步恶化。在更换眼镜时,眼睛又要重新适应新的眼镜,造成佩戴者不适。正是基于这样的原因,尽管市面上可以直接买到已经批量生产好的近视镜或老花镜,但它们既不能保证度数的准确性,也不能保证瞳距的准确性,很可能不适合佩戴者。所以为了避免视力恶化,还是寻求专业验光、配镜服务为好。

在欧美发达国家,验光、配镜是两个独立的环节,有3"O"的明确分工:眼科医生、验光师和配镜师各司其职,相互协作。因为验光师直接对验光进行收费,其与消费者存在着法律上的权利义务关系,验光师必须掌握专业的技能,做到对验光的结果负责。不仅如此,由于法律将验光和眼镜销售两个环节脱钩,患者可以自由选择到任何一个眼镜店配镜,验光师只提供验光服务,不需要考虑销售眼镜能够获得多少收入,因而对验光师的激励更加适当。

考虑到现阶段我国眼镜行业的验光和配镜环节尚未脱钩,一个保守的解决方法是找眼科医生检查视力状况,再到正规的眼镜店配镜。如果青少年的视力出现问题,更是要接受眼科医生的检查,避免视力状况快速恶化。

3. 医院验光和眼镜店验光,哪个更合适?

在上一小节,我们基于我国的眼镜行业现状,建议寻求专业的验光服务。但如果眼镜行业能够转变经营模式、确保验光质量,成年人也可以考虑在眼镜店验光。

在人才培养体系完善的西方国家,在医院或眼镜店验光的确是各有利弊。前者的验光人员一般是眼科医生,而后者则主要是验光师,两者各有专长:眼科医生对验光有一定的了解,但其专长在于眼球结构和眼病方面的专业知识;验光师的专长在于"眼视光学"专业所学的知识,包括眼球结构,眼睛各个组织的功能,光学知识,凹透镜、凸透镜、柱面镜、三棱镜,成像规律和双眼协调能力等。在发达国家,从事验光的人员与医生类似,有非常高的执业资格门槛以保证验

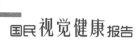

光的专业性和准确性。例如,在美国从事验光的专业人员需要博士学位并通过执照考试(美国《麦克米兰健康百科全书》编写委员会,2000,第519页)。

但是我国验光师执业资格管理缺乏相关的规范,执行上也比较宽松,大量无专业资质的人涌入这一行业,因而我国眼镜店这一验光渠道相比于医院成本低廉,验光服务也往往作为眼镜销售的附赠品提供给消费者,似乎很"划算"。事实上,正是因为我国眼镜店验光具有成本低、速度快以及便利等特点,很多人选择在眼镜店进行验光,医院渠道在我国验光场所的占比相对较少。

其实,医学验光要把双眼作为一个整体,充分考虑患者的年龄、用眼习惯、主导眼、眼位、调节力等诸多因素,借助眼科设备,由专业的验光师来为患者验光、检查,给出一个最佳选择的配镜处方。通过医学验光验配的眼镜与眼睛的生理情况相匹配,是最科学的验光配镜方法。如果眼镜店的验光师能够提供这样的专业服务,在眼镜店验光的确是较好的选择;但是国内一般的眼镜店在进行验光配镜时,操作方法和步骤相对简单,仅仅通过插片或电脑进行验光,很难保证验光的质量。虽然现在大中型城市的眼镜店逐渐配备了自动验光仪器设备来弥补缺少专业人员的短板,但标准化的流程并不意味着验光渠道的成熟,验光不能完全依赖于自动验光仪,需要根据验光者的用眼习惯、眼部疾病进行调整,并用试戴的方式加以优化。

简而言之,现阶段国内一般的眼镜店虽然验光服务便宜,但是由销售人员为顾客提供验光操作,一方面经济激励不适当,另一方面专业技能不够、验光流程不规范。患者在选择验光渠道的时候,一定要加倍谨慎。

（二）常识

1. 验光的流程

完整的验光流程大致可以分为以下四步：

（1）了解验光对象的年龄、用眼习惯、视力情况和配镜史等基本信息。这时会对验光对象进行初步的视力检查，一般体检时，对视力的检查仅仅是交替遮蔽左右眼，根据单眼辨识视力表的能力来记录屈光能力，而在正规标准的验光流程里，上述检验方法仅是其中一个步骤，只靠视力表的检查结果并不能完全反映眼睛这一复杂的视光系统的情况。

（2）了解验光对象的眼病史，检查角膜、结膜、晶体和眼底有无病变。

（3）对验光对象左右眼屈光能力进行测量。一般来说，测量屈光能力会通过插片或者使用专门的验光仪进行。

（4）根据初步的验光结果佩戴、试戴眼镜，根据验光对象主观反馈调整度数。

值得注意的是，青少年和成年人在验光时的方法有所不同：前文已经介绍过，青少年的近视分为真性近视和假性近视，区分这两种近视情况是配置合适镜片的重要环节。真性近视是由于眼球发生的器质性改变而引起，一旦形成不可逆转；而青少年眼睛的调节力较强，很有可能是假性近视。假性近视的人眼部肌肉（睫状肌）的调节作用很强，可使晶状体变凸，屈光力增强。因此，青少年在验光时眼部肌肉会尽力调节，导致验光的度数不准确。

为解决睫状肌调节导致测量结果不准的问题，对青少年进行验光时通常要进行散瞳。散瞳是应用药物使眼睛的睫状肌完全麻痹，

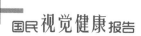
暂时失去调节作用。考虑到眼镜行业的现状，大部分眼镜店缺少进行散瞳验光的专业能力，青少年在眼镜店验光的结果并不准确，因而家长应当带孩子去医院的眼科进行验光检查。

2. 眼镜的保养和更换

配好一副眼镜并不意味着一劳永逸：由于视力状况是不断变化的，专家推荐成年人的眼镜应当 2—3 年一换，未成年人的眼镜应当 0.5—1 年一换，老年人的眼镜应当 3—5 年一换。

完全合格的眼镜也需要正确使用和用心保养。平时需要双手摘戴眼镜，防止镜架变形；清洁眼镜时不能用力过度，防止损伤镜片。使用或保养不当以致镜框变形、清洁眼镜不当以致镜片磨花等，这些都会影响佩戴效果，甚至对眼睛造成损害。

总的来说，我们可以把保养和更换眼镜的原则归纳为以下四点：

（1）使用要科学。摘眼镜和戴眼镜都需要双手持眼镜，避免镜框扭曲变形，进一步影响到镜面的倾斜度，造成眼睛疲劳。这个习惯需要长期保持，不然可能会无意识地加剧视力减退。

前文也提到过，眼睛会主动对眼镜进行适应，如果习惯了歪斜的眼镜，患者在更换合格的眼镜后，反而难以适应。

（2）收藏要细心。除了摘戴眼镜的时候要用双手以外，放置眼镜也要养成良好的习惯。注意先收左镜腿，再收右镜腿，然后用绒布包裹镜片；镜片表面不要接触硬物，以免出现划痕或者被磨花；为了防止眼镜受重压而损坏，可以将眼镜放在硬质的眼镜盒中。

一个必须纠正的习惯是随手将眼镜的镜面朝下、镜腿朝上放置，这样很容易磨损镜片、损害眼镜。

（3）清洁要得法。清洁眼镜的目的是使其保持明亮、洁净。可以使用中性肥皂、专用清洁剂进行清洗，待清水冲洗干净后，再用拭镜纸或柔细的面巾纸轻轻擦干；如果要清洁眼镜架的缝隙，可以用柔软的旧牙刷来清理，但如果有条件的话，不妨去眼镜店用超声波清洗。

在去除污渍的过程中要注意避免划伤镜片。许多人养成了顺手拿起衣角、手帕等擦拭镜片的习惯，但这些粗糙的质料很容易刮伤镜片。因此，要纠正这一不良习惯，随身准备拭镜纸和柔细的面巾纸，细心呵护镜片。

（4）复查要到位。在日常使用过程中，如果镜架扭曲变形或者出现了损坏，应该及时到眼镜店请专业人员检查、修理；如果感觉佩戴眼镜后的矫正视力也出现了明显下降，则需要查找原因，必要时应重新验光配镜。

（三）为什么本书的建议和国外经验略有差异？

在国外生活过的读者，尤其是在英美等发达国家工作、生活过的屈光不正患者，可能会发现我们的建议与国际通行的经验有所不同，尤其是关于验光的建议：在发达国家，3"O"体系下的验光师足以完成与屈光不正相关的视力检查，并不一定要眼科医生的介入。而本书基于我国眼镜店平均专业水平的现状，提出了较为保守的建议——直接寻求眼科医生的诊治。

在我国，眼镜仅仅被当作普通的轻工业产品、眼镜的验配行业也被当作普通的服务业，这与国际上验光强调医疗属性、配镜强调"半医半商"属性存在较大的差距。由于对眼镜行业的专业性质认识不足，质监部门在"简政放权"的总思路下逐步降低行业的准入标准，寄希望于行业自律。在行业自律尚未完全建立的现阶段，需要配镜的患者又没有对眼镜店进行逐一鉴别的专业能力，只能尝试着选择大

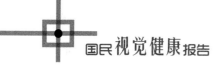

型、正规的眼镜店，或者直接找眼科医生验光。

因此，本书的建议是基于我国现阶段视觉健康的公共政策和眼镜行业的产业现状提出的，笔者热切希望公共政策和产业政策及时得到调整，让人民群众得以以方便的方式、较低的成本维护好视觉健康。

第 **2** 章

公共政策为视觉健康保驾护航

在上一章,我们介绍了保护视觉健康的基本知识,读者可能会逐渐产生一个感受:个人想要保护视觉健康,只能在政策环境、行业环境的大条件下,做出尽可能好的选择。如果没有科学有效的公共政策和产业政策来为视觉健康保驾护航,公众保护视力将会面临"事倍功半"的艰难处境。

一、公共政策不尽如人意

在我国,现阶段与视觉健康相关的公共教育和预防保健的开展,主要依据《全国防盲治盲规划(2012—2015年)》《国家基本公共卫生服务规范(2011年版)》、重大公共卫生项目中的"百万贫困白内障患者复明工程"以及《中国儿童发展纲要(2011—2020)》与《中小学学生近视眼防控工作方案》。

学生的视觉健康公共政策主要由卫生部门和教育部门实施,大致做出了以下要求:第一,制定科学规范的学生在校作息制度;第二,切实减轻学生课业负担;第三,建立健全眼保健操制度;第四,根据教室采光照明情况和学生视力变化情况,每月调整一次学生座位;第五,建立视力定期监测制度;第六,坚持学生每天一小时体育锻炼制度等。

虽然从政策制定的层面来看,政府还是比较重视视觉健康问题的,但实际执行中却存在着诸多问题,导致相关政策难以落实,视力缺陷问题"防不胜防"(见图2-1)。

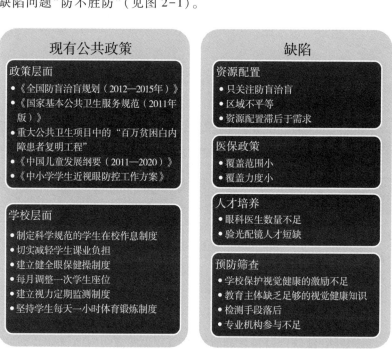

图 2-1　公共政策:规划与缺陷

首先,学校保护视觉健康的激励不足。上级考核学校、校方考核教师、教师考核学生,都是以成绩为导向,对学生的健康发展关注不够。其次,教育主体本身缺乏足够的视觉健康知识。作为公共教育主体的学校教师缺乏基本的视觉健康知识(尤其缺乏科学的近视防治知识),因而对学生和家长的视觉健康教育往往流于形式。再次,视力检测的手段也比较落后。在校学生体检的眼部检查多局限于裸眼视力或者戴眼镜矫正的远视力测试,统计的数据仅仅限于远视力低常,对青少年眼屈光状态发育规律缺乏归纳分析,造成相关部门对预防和治疗缺乏有效指导。最后,学校卫生保健方面的专业力量薄弱,专业机构参与不足。眼科专业力量最强的医疗科研机构通常忙于治疗,难以深入学校开展近视防治指导工作。

现阶段我国视觉健康政策仍然以防盲治病为导向,关注个体的眼病,却忽视群体的视觉健康。由于公共政策体系过于碎片化、缺少横向合作,医保覆盖范围和覆盖力度都较为薄弱、医疗资源也十分匮乏,表现出如下一些问题:

(1)政策的问责体系与决策机制碎片化。从眼部健康相关的政策制定到落实,主要涉及卫生、教育、质量监督、人力资本和社会保障这四大部门。这些部门各有优势与劣势,需要联动协作才能推进政策落实:卫生部门虽有足够的专业力量,却主要负责"防盲治病",对国民(尤其是青少年)的视觉健康问题缺乏关注;教育部门主要负责学生的体质健康,但其不但缺乏来自卫生部门的专业指导,而且人手严重不足——教育部体育卫生与艺术教育司一共只有三名工作人员来管理公共卫生问题,这三人的工作包括从艾滋病预防、结核病预防、口腔健康、控制吸烟、食品安全到健康教育等几乎所有青少年健康问题,因而没有精力关注学生的视力保健政策;质监部门负责监管视光产品(尤其是眼镜)的质量,但只能依据普通轻工业产品的监管方法来管理验光配镜,使得市场上的验光、配镜质量参差不齐,甚至可能危害到公众的视觉健康;人社部门负责职业认证和劳动保障,但对职业人士的视觉健康问题缺乏认识,对视光产业从业人员的培训、

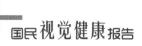

考核也没有跟上社会经济发展的需求。

不难看出,在现有碎片化的政策框架下,上述四个部门各自在内部进行垂直指导管理,严重缺乏横向部门联动,因而专业机构参与不足、政策执行不力。

(2)公共教育"盲化"、预防保健"虚化"。我国的视觉健康公共教育在宣传内容和宣传方式上存在明显不足,导致国民普遍缺乏基本的视觉健康知识。从宣传内容上看,我国过去宣传普及的主要是基本的眼保健和防盲知识,目标是提升国民对"儿童盲"和"老年盲"的认识,缺乏青少年屈光疾病、成年人职业视力防护以及老年性视力缺陷防治等相关教育;从宣传形式上看,各类视力健康知识没有走进千家万户,也没有走进各类工作场所,仅仅是停留在有限的眼科机构内,而公众一般不会去这些地方,即使眼睛不适去眼科机构也不会细读这些宣传内容,宣传效果大打折扣。

视觉健康的预防保健主要体现为视力检查、筛查,但这些检查和筛查只关注视力或者致盲性眼疾,而非整体的视觉健康,也缺乏建档机制来辅助科学决策。在基层医疗机构,虽然儿童与老年人的视力检查已经纳入基本公共卫生服务项目之中,但是这些预防保健工作主要是针对视网膜病变等重大眼病进行的筛查;在学校,一方面眼保健操逐渐没落,另一方面年度视力检查本身就不够科学、不够规范,没能为青少年视觉健康发育情况监测提供科学、动态的决策依据,预防保健政策落实得明显不到位。

由于公共教育有缺失,预防保健不到位,现阶段国民明显缺乏基本视力健康知识(尤其是防治青少年屈光不正的知识),因而屈光不正的未矫正率和误矫率都比较高。

(3)医疗资源、医疗保障、人才培养均滞后于客观需求。在资源配置方面,我国不仅眼科医疗资源匮乏、眼科医生数量过少,而且主要将眼科资源围绕防盲治盲部署,同时出现严重的区域不平等问题。我国的人均眼科医生数量相对于世界其他国家来说偏少,每万人中只有 0.21 名眼科医生,仅略高于非洲国家;在我国的偏远地区,眼科医生的数量则更少。不仅如此,我国眼科医生的治疗重点通常只是白内障,而对青光眼和视网膜病变的发现和治疗能力都相对较弱。

在医疗保障方面,虽然近年来已经开始将眼科的各项常规检查、手术与药物等纳入医保报销范围,并且对致盲性的大病(如白内障等)实施了各类扶贫性质的救助政策,但总体覆盖范围与力度都比较薄弱。

眼科医疗资源匮乏的同时,视光学科医疗资源配置也严重滞后于现实需求,眼科、视光学科不能有效分工协作,以验光师、配镜师为代表的验光配镜人才在我国极其稀缺,因而视力缺陷的人群很难得到正规的检查与治疗。在学校教育环节,招考规模过小、专业设置脱离行业需求,大学本科以上的视光学专业毕业生人数较少,每年仅有 3 000 余人;在职业资格认证环节,劳动保障部门将验光配镜从业人员作为一般的服务业从业人员进行监管,导致职业认可度和资格认证参与度极低,接受专业训练的激励不足。我国从 20 世纪 70 年代才开始培养视光学人才,虽然现在已逐步形成视光学五年制、四年制本科、大专和三年制大专、中专,以及社会培训、在职教育并存的体系,但是现在行业监管不力、眼镜店没有激励去雇用专业的验光师,结果很多验光师都由眼科医生兼职或由社会培养的普通人员担任,表现出验光配镜人员整体专业素质不足、验光配镜质量得不到保证等。

(4)配套产业误入歧途。除了防盲治病的公共政策存在问题以外,眼镜行业的产业政策也有很多需要反思的地方。通过上一章关于验光配镜环节的介绍,读者可能已经初步感受到我国眼镜行业存在不少问题。其实,在行业发展误入歧途的背后,也有政府监管的缺位(见图2-2)。

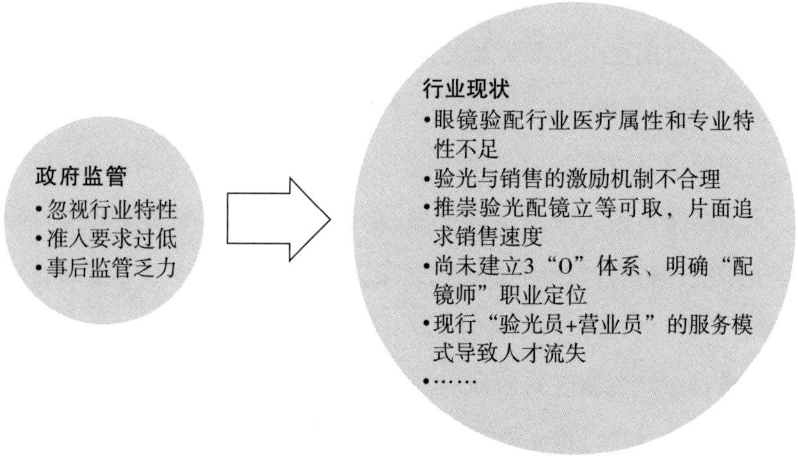

政府监管
• 忽视行业特性
• 准入要求过低
• 事后监管乏力

行业现状
• 眼镜验配行业医疗属性和专业特性不足
• 验光与销售的激励机制不合理
• 推崇验光配镜立等可取,片面追求销售速度
• 尚未建立3"O"体系、明确"配镜师"职业定位
• 现行"验光员+营业员"的服务模式导致人才流失
• ……

图 2-2　眼镜行业症结

首先,表现在事前准入审批方面。2012年之前,开展验光配镜销售活动需要取得国家质量监督检验检疫总局的生产许可证,但申请材料要求烦琐,省级部门对地方眼镜店的监管难以落实,监管过程中重许可证、不重质量技术,存在着诸多的问题。2012年之后,质检总局在国务院简政放权的思路下取消了这一许可证,此后对光学眼镜的验配基本没有准入要求。

其次,表现在事后监管方面。我国将光学镜片视为普通轻工业品,镜片的生产、流通和销售与一般的商品无异,由工业和信息化部、工商总局、商务部负责监管,镜片被视为普通商品来进行监管,无证经营的问题普遍存在。虽然事后的质量抽查对镜片质量有一定的促进作用,但是目前监管功能仅限于引导市场制作(工业上)"合格"的眼镜而非(视光学意义上)"合适"的眼镜。

2016 年 4 月 10 日,中央电视台《每周质量报告》就近视镜质量做了专题报道,根据消费者眼镜出现的镜片装反、柱镜超差的实例,揭露了眼镜行业充片①行为泛滥、加工工艺不达标、交付眼镜未自检等现象。如果任由视光行业如此发展下去,让不合格的矫正近视眼镜损害患者的视力水平,怎能保护国民的视觉健康呢?

由此可见,我国要应对视觉健康危机,关注整体视觉健康的公共政策和引导眼镜行业良性发展的产业政策,都必不可少。

二、社会成本不容忽视

在公共政策和产业政策均缺位的背景下,国民视力缺陷已经成为我国重大的公共卫生问题。

(一)"看不清"是个大问题

目前我国国民普遍存在各种程度的视力缺陷,且存在"看不清"问题的人数远远高于存在"看不见"问题的人数。

在远视力方面,2012 年我国 5 岁以上(不含 5 岁)总人口中有 3.5 亿左右的人存在着不同程度的远视力缺陷,占比高达 28%;其中,轻中度视力缺陷所占比例约超过 98%,低视力和盲人所占比例不到 2%。

在近视力方面,我国 35 岁以上的成年人中,超过一半的人存在近视力缺陷,患病人数总计为 3.9 亿;其中,接近 98% 的近视力缺陷属于轻中度视力缺陷,且大多由老视引起。

---

① "充片"为行业术语,简单来说是在镜片加工时缺少准确度数的镜片,就用度数相近的镜片充顶。这样自然会造成眼镜度数不准,损害消费者权益。

（二）屈光不正和老视的患者众多

不论是近视力缺陷，还是远视力缺陷，其严重程度大多为轻中度，而病因又与屈光不正（近视、远视、散光）和老视有关。

从患病规模上说，导致我国远视力缺陷的首位病因是近视：2012年我国5岁以上总人口中，近视总人数为4.37亿—4.87亿人，患有高度近视的总人数在2 900万—3 070余万人之间，远远超过真正患上低视力和眼盲的患者数量；然而我国近视人口的实际配镜率只有43.62%—49.27%，不及患病人数的一半（见图2-3）。

屈光不正和老视人数（亿）

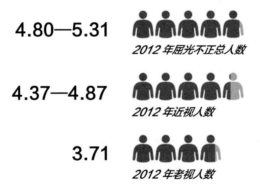

4.80—5.31 *2012年屈光不正总人数*

4.37—4.87 *2012年近视人数*

3.71 *2012年老视人数*

图2-3 屈光不正和老视人数

从影响范围来看，造成我国成年人视力缺陷的首位病因是未矫正的老视。2012年我国40岁以上人口中未矫正老视的患病率达到67.85%，未矫正的老视患病人数约为3.71亿人，占全国总人口的比例为27.83%。

（三）近视低龄化

除了中老年人未矫正老视之外，青少年近视快速低龄化也对我国国民视觉健康提出重大挑战。在儿童和青少年时期,近视的患病率随年龄增长而快速上升,5—15 岁的平均近视率达到 46.64%,这一现象在经济发达地区更为严重(见图 2-4)。

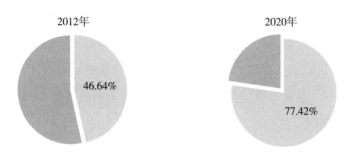

图 2-4 2012 年和 2020 年(预测)青少年(5—15 岁)群体的近视患病率

根据我们的保守估计,若没有有效的政策干预,到 2020 年,我国 5 岁以上人口的近视发病率将增长到 50.86%—51.36%,患病人口接近 7.04 亿—7.11 亿人;患有高度近视的总人口将达到 4 000 万—5 155万人(见图 2-5)。

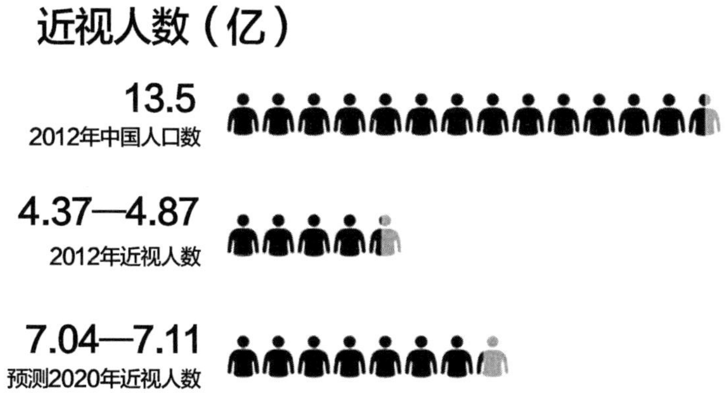

近视人数（亿）

13.5
2012年中国人口数

4.37—4.87
2012年近视人数

7.04—7.11
预测2020年近视人数

图 2-5 近视人数

随着近视低龄化的加重,征兵难的矛盾更加突出,我国的征兵标准不得不发生变化。

进入 21 世纪征兵难的现象普遍存在:某省份的农村青年应征人

数逐渐下降,下辖50%县市区的首次体检合格人数连续3年不达征兵任务数;《兵役法》修订取消非农户籍军人退役转业安置政策之后,城市青年应征人数也大幅下降,该省90%县市区的首次体检合格人数不达征兵任务数(李超、汪思科,2014)。应征人数减少、首次体检合格人数不足,与视力问题有着较大的关联:在2012—2014这3年间的征兵体检中,襄阳市襄州区有3 254人参加眼科检查,合格率仅有52.17%;也就是说,近半数应征受检者达不到征兵标准(张东生、张静等,2015)。

在征兵难的背景下,我国对陆勤人员视力标准进行了调整。在2003年《应征公民体格检查标准》中,陆勤人员标准中的视力与文化程度相关,初中文化程度要求右眼裸眼视力不低于4.9,左眼裸眼视力不低于4.8;高中文化程度要求右眼裸眼视力不低于4.7,左眼裸眼视力不低于4.5;大学专科文化程度以及在校大学生要求右眼裸眼视力不低于4.6,左眼裸眼视力不低于4.5。在2014年《应征公民体格检查标准(试行)》中,裸眼视力不再和学历相关,统一降低到右眼裸眼视力不低于4.6,左眼裸眼视力不低于4.5(也就是原来对大学专科文化程度和在校大学生的视力要求),只是限制了矫正后双眼的视力要达到4.8、矫正度数不能超过600度(见表2-1)。

表2-1 我国征兵陆勤人员视力标准变化

年份	2003			2014		
	文化程度	右眼裸眼	左眼裸眼	标准	右眼	左眼
陆勤人员标准	初中	≥4.9(0.8)	≥4.8(0.6)	裸眼视力	≥4.6(0.4)	≥4.5(0.3)
	高中	≥4.7(0.5)	≥4.5(0.3)	矫正视力	≥4.8(0.6)	
	大学专科、在校大学生	≥4.6(0.4)	≥4.5(0.3)	矫正度数	≤600度	

虽然短期内我们可以通过放宽征兵标准来减弱国民视觉健康危机对国防部门的威胁,但是从长期来看,任由近视低龄化持续发展而不加遏止,将对我国的社会经济乃至国家安全产生重大危害。

（四）沉重的社会经济负担

视力缺陷不仅造成患者个人生活质量极差、家庭不堪重负,还带来了沉重的社会经济负担:视力缺陷的患者除了配镜的费用以外,还要承受进一步引发眼病的风险,有严重眼病的患者不得不到医院就医,随之要面对的是高昂的医疗费用、康复费用。除此之外,视力缺陷不仅会限制患者在驾驶、飞行、航海等多个职业领域的发展,患者也会因视物不清造成的障碍、失误而降低工作效率、损害工作质量。从社会整体的视角来看,视力缺陷从参与率效应和生产率效应两个维度,对社会造成了巨大的劳动参与损失。

根据我们的计算,2012 年,各类视力缺陷导致的当年社会经济负担（成本）在 6 842.83 亿—6 910.90 亿元之间,占当年 GDP 的比例为 1.32%—1.33%。其中,视力缺陷导致的医疗费用约为 424 亿—431 亿元;配镜费用约为 487 亿—556 亿元;其他康复费用约为 11.67 亿元。总的来说,医疗费用、配镜费用和康复费用虽然数额巨大,但还是远远小于未矫治的视力缺陷造成的劳动生产率损失。

三、他国经验值得借鉴

长期以来,新加坡的青少年近视率高居不下。21 世纪初,新加坡 7 岁儿童的近视率超过 20%,超过 70% 的大学生需要佩戴眼镜,其近视患病率远远高于美国、英国等西方国家。在过去相当长的时间内,新加坡社会对近视问题重视程度不高,甚至将戴眼镜与学习优秀等同起来。但是随着科学研究的不断进展以及知识的不断普及,青少年视觉健康问题逐渐成为新加坡社会以及公共政策所关注的热点问题,并将青少年视觉健康问题同国家安全、社会创新等发展问题联系起来。

2001 年,由新加坡教育部与卫生部联合创立的新加坡国家近视预防项目正式开展。在随后的五年内,该项目在各个学校陆续开展,为全体青少年开展视力普查健康教育项目并建立新加坡近视档案。在此基础上,2005 年新加坡成立了新加坡国家近视预防工作组,负责对项目开展以及近视防治等一系列基础性科学问题开展监督、评估与政策指导工作。2006 年,新加坡国家近视预防工作组发布了第一份审查报告,对新加坡青少年近视档案进行了详细的分析并得出一些政策建议:

(1)继续加强学校视力监测工作,以获得更为科学可靠的证据。

(2)没有证据显示商业近视仪器对预防近视有显著效果,考虑到其可能产生的负面作用应该对其实施更为严格的监管。

(3)户外活动对预防近视有着非常重要的作用,学校应该为学生提供更多的课外活动。

(4)近视预防应该在学前开始,因此必须加强父母的视觉健康知识。

(5)过度频繁的视力检查没有作用,建议对学前儿童、一年级新生和六年级学生进行视力检查,而对三年级学生的视力检查是可选择(而非必须)的。

新加坡政府根据审查报告,对新加坡国家近视预防项目进行了方向性的调整并一直延续至今。特别需要强调的是,新加坡政府将户外活动作为青少年近视预防的主要内容之一,而户外运动同时也是新加坡青少年肥胖控制的主要措施。

2011年,在新加坡国家近视预防项目实施十周年之际,新加坡卫生部部长基于六年的调查数据宣布,2005—2011年新加坡青少年近视率下降了5%,这是新加坡建国以来儿童近视率首次下降。同时一些独立学术研究也显示,新加坡17—20岁的青少年近视率虽然依然保持在较高的水平,但是相比于1996—1997年,并没有显著的增长。

在针对新加坡华人的人群分析中,研究也发现21世纪初前十年华人青少年近视率没有显著增加,扭转了过去快速增加的趋势。

以上研究成果显示,新加坡国家近视预防项目取得了较为明显的成果。

不仅如此,新加坡国家近视预防项目也为近视致病机制提供了宝贵的科学依据:通过随机干预实验,研究者发现缺少户外运动是造成东亚与非东亚人口近视患病率差异的主要因素。这一研究发现极大地拓展了近视治病机制的研究方向。

从新加坡的经验不难看出,在保护国民视觉健康这一使命上,政府采用整体性预防的理念、采用循证决策的操作方法,可以较好地达到保护国民视觉健康的目的。

四、视觉健康政策需要学术研究支撑

进入21世纪,视觉健康问题已经成为全球范围的重大公共卫生问题,学者也逐渐开始为改进、完善视觉健康公共政策而进行与视觉问题相关的实证研究。根据WHO(World Health Organization,世界卫

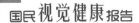
生组织)的估计,在全球范围内,单是屈光不正带来的生产力损失,在2007年就达到了2 688亿美元(Smith et al.,2009);而各类视觉问题造成的总成本在2010年已经高达3万亿美元,且到2020年将会增长20%(Gordois A. et al.,2012)。

随着这些学术研究的积累,国际社会和各国政府逐渐意识到视觉健康问题的严峻性。为了应对日益严重的视觉健康问题,许多国家纷纷响应WHO提出的"视觉2020"的号召,采取了从治盲到促进视觉健康等的一系列政策,以消除可避免的视觉损害,全面促进视觉健康。

反观国内,相关研究有所缺失,尚没有一本从经济视角系统性研究视觉健康问题的著作;因而不论是核算视力缺陷造成经济损失的框架,还是全国层面的患病人数和经济损失数据,都是一片空白。在这种背景下,虽然我国面临着比西方国家更为严重的视觉健康危机,但民众、社会以及政府主管部门却都对问题的严峻性认识不足。我国视觉健康恶化的形势严峻,患病率远高于全球平均水平:一方面,随着屈光不正的快速低龄化,近视已经成为影响当代和未来人口素质的"国病";另一方面,在人口老龄化的背景下,各类老年性视力问题(例如白内障和老视等)患病年龄提前、病程延长、患病人数激增、这会给全社会造成沉重的负担。由于社会各界对视觉健康的重要性和视觉健康问题的严峻性认识不足,没有提出应对视觉健康危机的有效措施,大部分存在视觉健康问题的人群甚至得不到最基本的保健服务。

因为长期缺乏系统性的视觉健康研究,我国相关公共政策的理念长期未得到转变:自中华人民共和国成立起,我国与眼健康相关的法规中从未出现过"视觉健康"这一表述,与眼健康相关的机构设置和政策内容都围绕着"防盲治盲"展开。虽然我国在 20 世纪 80 年代以前以"消灭沙眼"为目标,从 80 年代至今以"白内障复明"为目标,取得过显著的成就,但随着社会经济的快速转型,我国国民的生产生活方式已经发生了天翻地覆的变化,对视觉健康的要求已经不能再局限于防盲治盲,国民不仅要"看得见",还要"看得清""看得久"。面对严峻的视觉健康危机,政府急需调整视觉健康相关政策导向,从重点关注"防盲治盲",扩展到整体性的视觉健康。

为了增进社会公众的视觉健康意识,促进相关的公共政策制定,本书重点研究我国视觉健康的现状、挑战和应对措施,采用卫生经济学和计量经济学的方法,测算出视力缺陷对国民经济带来的损失,并根据国内外视觉健康政策实践和经验提出了公共政策的行动框架。希望我们的研究能引起个人、社会和政府对视觉健康危机的高度重视,从而改善国民视觉健康水平,实现人民幸福生活、国家健康发展!

中篇

视觉健康关乎国家发展

第 **3** 章

国民视觉健康现状

一、视觉健康的定义

所谓健康,不仅指一个人没病,不羸弱,而且指在身体、精神与社会这三个维度上的健全(Well-being)状态。[①] 根据 WHO 在 1948 年成立之初的这一定义,那么健康由不可或缺的且递进的三部分构成。我们通常理解的健康,即没病,只是健康的基础。在此基础之上,精神或心理健康则是健康的第二个层次。这一点如今也已被当代我国人日益理解并接受。抑郁症、焦虑症甚或失眠之类的精神疾病不仅因为卫生知识的普及以及传媒等渠道进入人们的视野,使人们认识到良好的精神卫生或心理健康是保证人们正常进行工作或社交的前提之一,并开始关注精神健康问题。事实上,之前非常罕见的相关药

---

① 原文为"Health is a state of complete physical, mental and social well-being and not merely the absence of disease or infirmity",参见 WHO 网站 http://www.who.int/suggestions/faq/zh/.

物或心理治疗也开始为更多人(尽管主要是在城市地区)获得。第三个层次则是个人与社会的积极互动,促进并保障个人健康。这是人们谈论健康时通常容易忽略或低估的一个层面。但若稍加反思,就可以想见,个人的身心健康不仅与其所处社会的经济发展水平以及国家的福利政策和制度架构等因素相关,而且与其教育程度以及相应的个人潜能开发和发展、社区和工作环境的和谐,乃至更大社会环境的和平安宁相关。尽管对于任何个体,或在不同社会,健康的三个层次对其健康的贡献度是不同的,但这三者是个人健康不可缺少的因素。

长期以来,视觉都被认为是人体获取外界信息最重要的感觉,健全的视觉对人的生存、发展和生活质量影响广泛且深远。参考世界卫生组织的健康定义,本书从身体、精神和社会这三个维度来理解人的视觉健康。视觉健康,首先是指视觉器官没有疾病,我们称其为眼健康。在健康状态下,人体双眼的屈光能力好,能够对周围一定范围内事物形成正确、清晰的影像。当受到遗传、环境、营养、疾病、生活方式或是自然老化等诸多因素的影响,视觉器官的某些部位会发生病变,如青光眼、白内障、屈光不正和视网膜病变等眼疾以及晶状体调节力下降之类的退化。这导致屈光调节和成像能力下降,轻则视物模糊,重则残疾失能。其次是指与眼健康相关的精神健康。眼健康的缺失会给个人的工作、学习和生活带来诸多不便与危害,限制人们与外界交流的能力,容易招致社会歧视并引发人的自卑,对个体的心理健康不利。多项研究都显示,在社会经济水平一致的情况下,视力有损害的人比视力健康的人更可能患有抑郁症和焦虑症。这对个人保护自身健康以及与社会保持良好的关系都是不利的。社会对个人视觉健康的保障作用可以分为两个主要方面:一是保证个人获得基本的与眼睛相关的医疗服务,与之相关的则是个人能够获得规范的和质量有保证的商业配镜服务。二是全社会对视觉有缺陷者的友好,并在经济社会发展可能的范围内为他们提供各方面可能的便利,令各种形式的视觉缺陷不成为人们生活和发展的阻碍,或大大弱化这类障碍。

鉴于以上分析,尽管目前社会和学界对视觉健康还没有明确的定义,我们在此将视觉健康定义为:

> 狭义的视觉健康主要指视觉器官没有病变和损伤;而广义的视觉健康还应包括与视觉直接相关的个人健全发展和有效参与社会生活。[①]

至少有三大社会因素令视觉健康问题对于当代我国日益重要。首先,在知识和信息时代,眼睛是获取巨量文字和图像信息的最重要的感官;其次,日益增长的城市化造就的陌生人社会常常会加剧视觉缺陷者的不便——在农村地区,无论是否求助于熟人,盲人都还比较容易应对其生活环境;最后,老龄社会的到来以及人们的预期寿命的增加,意味着我们的社会将不得不应对与衰老伴随的视觉功能衰退问题。我国对视觉健康的关注点将由视觉器官的病变移向视觉对个人社会生活的影响。人民对视觉健康的要求已经从过去的"看得见"提升到了"看得清""看得久"和"看得舒服"。这是一个全球共同的趋势。进入21世纪以来,各类国际卫生组织和西方学界对视力问题的关注,从眼疾以及严重的视觉损害逐渐上升到了整体的视觉健康,开始系统性地评估视觉损害所带来的严重后果,并积极呼吁各国政府采取应对政策解决日益严重的国民视觉健康问题。这也是我国政

[①] 一般人们更关注狭义的视觉健康,但狭义和广义不是完全独立的两个概念。事实上,广义的视觉健康有助于促进狭义的视觉健康。

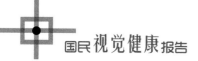

府需要面对的政策问题。

二、更新视觉健康度量标准

通过度量国民视觉健康,我们可以对国民视觉健康的发展趋势有一定的了解,同时评价视觉健康的相关社会政策、服务是否和国民视觉健康的现状相匹配,从而有针对性地改善国民视觉健康。在下文中,我们将对目前国际上和我国的视力度量标准进行简单整理,回顾视力度量标准是如何伴随人们的认知和社会要求而改变,并分析当前视力标准在度量国民视觉健康时的不足,进而提出视力缺陷这一更为全面的度量标准。

视力是直观地反映视觉健康的一个重要指标。从 19 世纪末至今,视力的度量已经形成了非常规范而系统的方法。视力(Visual Acuity,后文简称"VA")是人体视觉系统对外界物体辨别能力的统称(杨志宽,2008,第 598 页)。由于人看远处物体和看近处物体的能力是通过眼睛不同部位的调节而达到的,因此在讨论视力时,我们应当区分这两种能力。在医学上,远视力是指视觉系统分辨远距离的小物体的能力,近视力是指视觉系统分辨近距离微小物体的能力。测量这两种视力的方法也是不同的。在我国,远视力的测量采用国际对数视力表,测量时,人距离国际对数视力表 5 米辨认视力表上的标识。而近视力的测量采用近距离视力表如耶格尔视力表或阅读卡,测量时,人距离这种视力表 40 厘米辨认视力表上的标识。远视力和近视力都可以换算成用小数表示的 0—2.5 之间的视力值。数字越大,表示此人的视力越好。

由于视力值简单易懂、测量方便、可比性强,所以各种国际组织以及很多国家都用视力值来度量个体的视觉健康。目前,两个主要的国际视力健康标准是由世界卫生组织和国际眼科委员会分别提出的。这两个国际组织都参考了国际疾病分类标准(International Classification of Diseases, ICD)对视力值范围的划分,即 VA≥0.8、0.3≤VA<0.8、0.1≤VA<0.3、0.05≤VA<0.1、0.02≤VA<0.05、VA<0.02 且有光感和无光感这七个范围。并且它们都把日常生活视力(Presenting Visual Acuity)的测量值作为划分视力值范围的依据,而不是用裸眼视力或者最佳矫正视力。不过,世界卫生组织和国际眼科委员会在每个视力范围对人的视觉健康的影响程度方面意见不统一,因此两者在描述各个视力范围时所用的术语也略有不同。世界卫生组织将 0.3 以下的视力称为视觉损害(Visual Impairment,参见 World Health Organization,2006),而国际眼科委员会将 0.8 以下的视力即称为视力损失(Vision Loss,参见 International Congress of Ophthalmology,2002)。表 3-1 展示了几个主要的视觉健康度量标准的比较,其中包括我国的视力残疾的界定标准(中华人民共和国国家质量监督检验检疫总局、中国国家标准化管理委员会,2011)。这一标准由社会保障部门和司法鉴定部门制定,虽和 WHO 提出的 ICD-10 标准虽然较为接近,但本质上是基于视觉损害对劳动能力的损害程度的度量标准。表中最后一栏视力缺陷标准将在后面章节进行具体讨论。

表 3-1　视力状况标准的比较

视力范围	国际眼科委员会标准	世界卫生组织标准	我国视力残疾标准	视力缺陷标准
是否包括近视力	否	否	否	是
视力值	日常生活视力		最佳矫正视力	裸眼视力

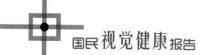

（续表）

视力范围	国际眼科委员会标准	世界卫生组织标准		我国视力残疾标准	视力缺陷标准
VA≥0.8	正常	无受损或轻度受损		无残疾	正常
0.3≤VA<0.8	轻度损失				轻度缺陷
0.1≤VA<0.3	中度损失	低视力	中度受损	四级残疾	中度缺陷
0.05≤VA<0.1	重度损失		重度受损	三级残疾	重度缺陷
0.02≤VA<0.05	高度损失	盲		二级残疾	
VA<0.02 且有光感	接近盲			一级残疾	盲
无光感	盲				

　　视觉健康标准并不是一成不变的。视觉健康的界定标准随社会的发展而变化。由于不同时代的生产力不同，人们对视觉要求的底线并不相同。在 20 世纪初，人们对视力的关注点仅限于是否失明。原因是在工作场所，判断一个人是否因生产事故导致视觉损害直接关系到如何赔偿以及赔偿多少工人劳动收入损失的问题（Snell，1925）。非失明的视觉损害被简单地统称为局盲（或称"部分盲"，即 Partial Blindness）。

　　随着第二次世界大战的结束和现代社会保障体系的建立，人们开始关注视力残疾者的康复护理问题，低视力这一术语取代了之前的局盲。低视力患者可以通过助视器和相应的康复训练项目恢复一定的功能性视觉。世界卫生组织和国际眼科委员会对视觉健康的划分标准也是一个逐渐发展的过程。在 20 世纪 70 年代，世界卫生组织曾根据第九版国际疾病分类标准，基于最佳矫正视力（双眼中的好眼）（Best Corrected Visual Acuity，BCVA），把视力划分为三大类，分别是正常视力、低视力与盲（WHO，1977）。而在 2003 年，世界卫生组织对这个标准进行了修订,将度量依据由最佳矫正视力改为日常生活视力(Presenting Visual Acuity)。这是因为在实践中,人们发现最佳矫正视力并不能代表生活中的实际视力。对于近视、远视或者老视的人们来说,如果他们生活的环境中缺乏配镜的服务或者他们自身缺乏配镜知识,那么他们平时的视力可以称为受损害的。将最佳矫正视力作为度量标准就会忽略这部分人的视觉损害程度。实际上世界上很多地区的屈光不正患者就处在这样的缺乏视力矫正资源的环境中。

即便是在同一时代,不同的人或机构也会对视觉健康的衡量标准有不同的看法。如表3-1所示,国际眼科委员会就将$0.3 \leqslant VA < 0.8$这一世界卫生组织没有细分的视力范围也当作视力损失的一部分。国际眼科委员会指出,世界卫生组织的标准没有考虑到视觉轻度损失的情形,即视力介于正常视力和中度视力损失之间。然而,视力在$0.3 \leqslant VA < 0.8$这一范围的患者比更为严重的视力损失的患者的人口多,而且这些患者已经受到了择业、教育甚至日常生活的限制。例如,飞行员的视力降到1.0以下将会被吊销执照;如果一个患有白内障的人的视力已经不到0.5,那就足已严重到需要做白内障手术(International Congress of Ophthalmology, 2002)。因此,忽略这部分人的视觉健康是不明智的。

可以看到,社会发展至今,人们对视觉健康的衡量逐渐从衡量视觉器官层面的病变情况这一狭义的视觉健康转变为试图衡量包括与视觉直接相关的个人健全发展和有效参与社会生活在内的广义的视觉健康。世界卫生组织对"日常生活视力"的说明,国际眼科委员会对"轻度视觉损害"影响就业选择的强调,以及我国视力残疾标准对劳动能力损害程度的衡量,都说明当今社会对视觉健康的衡量标准

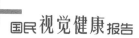
是在试图衡量人在社会生活中的缺失程度。然而作为一个随时代变化而发展的概念,视觉健康的衡量标准应当考虑当今高强度用眼需求的状况。从目前的情况来看,无论是上述两个国际组织还是我国的视觉健康衡量标准都落后于我国的社会经济发展,不符合我国当代对视觉健康的要求。

首先,我国的视力残疾标准关注的是矫正视力后视力在 0.3 以下的人群。这导致直接针对视力问题的医疗保障往往以助残的非常态形式展开,并以防盲治盲为目标。这个标准只覆盖了一小部分需要视觉健康服务的人群,而忽略了更多的视力有问题的人对于视力疾病的治疗和矫正需求,以及利用公共政策保护自身视觉健康的需求。我国视觉健康正在受到两个方面的巨大冲击:一方面,儿童近视高发。这导致儿童在负有压力和挑战的学习过程中将会受到视力的影响,不利于儿童身心的健康发展,还会使他们在步入社会选择职业时受到限制。而对于国家来说,择业的限制意味着国家各方面人才储备的限制。另一方面,老视的问题加剧,这不仅影响人们享受退休生活,而且影响四五十岁人群的工作效率。然而,截至目前,在公共政策层面,我国对不是视力残疾的视力缺陷(尤其是近视和老视)的关注远远不够,既没有针对性的视觉健康知识的公共教育,导致国民缺乏视力保护意识,也没有相应的视觉健康的基本医疗和社会保障政策。这些人群的视觉健康的缺失没有引起公共政策相应的重视,不得不说我国现有的对视觉健康的评估存在一定缺陷。

其次,世界卫生组织和国际眼科委员会制定的国际标准,对近视力缺陷的关注远远不够。世界卫生组织以及国际眼科委员会等组织设立的视觉损害标准虽然被社会和学术界广泛接受,但已有的研究,无论是从测量方法还是研究对象来看,几乎只关注了近视、远视等远视力的损伤,对老视这类近视力缺陷,尤其是轻度近视力缺陷的关注远远不够。造成近视力缺陷的主要原因是眼调节能力下降引起的老视,50岁以上人群几乎都存在老视(孙葆忱,2011)。随着电子产品逐渐成为我们学习、工作、娱乐的主要工具,近距离用眼(主要是阅读)的时间与强度都在日益增加,对近视力的要求越来越高。而我国各地逐渐步入老龄化社会,会使老视问题日益严重。老视对职业选择、生活质量及自我尊重等方面有明显的负面影响,严重影响着中老年人群的生活质量。因而近视力缺陷是我国一个重大的健康威胁,应作为视觉健康衡量的一部分,从而对我国视觉健康的现状有更全面的把握。

最后,现有的视觉健康的衡量标准将日常视力或者最佳矫正视力作为衡量依据,但这两者都有一定的缺陷。最佳矫正视力完全忽略了患者是否有经济能力负担视力矫正以及周边是否有合适的视力矫正资源,在这种情况下,患者对视觉健康的需求是无法被满足的。而将日常视力作为依据,虽然涵盖了最佳矫正视力忽略的部分,但同时也忽略了已经配镜的人在配镜之前所需要的视觉健康社会资源。

综上所述,鉴于现有的各种视觉健康衡量标准的不足,我们在此提出视力缺陷(Visual Defect)这一定义:

给个人带来不便甚至失能的因各种原因而造成的裸眼远/近视力减退至低于0.8的情形。

针对视力缺陷,也就是裸眼远/近视力低于0.8的情况,我们又借鉴国际眼科委员会的标准,按严重程度划分为四大类别(见表3-1):(1)轻度缺陷(Mild Visual Defect),即裸眼视力在0.3到0.8之间;(2)中度缺陷(Moderate Visual Defect),即裸眼视力在0.1到0.3之

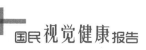

间;(3)重度缺陷(Severe Visual Defect),即裸眼视力在 0.02 到 0.1 之间;(4)盲(Blindness),即裸眼视力在 0.02 以下。

通过这一定义,我们试图精确地衡量狭义的视觉健康,并尽可能地通过视力值这一标准反映广义视觉健康中个人健全发展和有效参与社会生活的程度。相比现有的视觉健康标准,视力缺陷这一标准范围拓宽,涵盖了轻度视力损失的情况,从而包含了我国大量轻度视力损失的人口。此外,通过包括近视力(看近物的能力)和远视力(看远物的能力),视力缺陷这一定义能将我国大量的老视患者涵盖到统计中去。最后,使用裸眼视力可以强调对视觉健康服务的需求。

三、我国国民视觉健康的现状

各类报道和学术研究都显示我国的视力缺陷问题十分严重,但评估我国国民视力缺陷的现状并不是一件容易的事情。

首先,我们没有全国性的视觉健康普查或者抽样调查数据。现有的针对人口健康状况的全国性调查,或是根本没有收集关于个体视觉健康的信息,如我国营养健康调查(China Nutrition and Health Survey);或是仅仅考虑全国范围内特定人群的远视觉健康,如全国残疾人抽样调查的视力残疾部分(2006)、全国学生体质健康调查中的视力情况(2005—2014)、全国 9 省 50 岁以上老年人眼病流行病学调查等。这些样本不能代表全国人口的视觉健康情况,因此这些统计结论并不适用于直接推算全国各年龄段人口的视力缺陷情况。

其次,因为现有的一些流行病学调查研究的研究对象不同,所以无法进行比较,也无法代表全国民众的视力健康状况。虽然我国目前已经有大量地区性的不同人群的针对远视力缺陷的流行病学调

查,但是这些研究大多关注的是低远视力和失明的问题,对于视力在
0.3—0.8 之间的人群没有关注,因此这些研究无法反映视力缺陷的
全貌。由于现有的视觉健康标准有多个,因此各个研究在界定研究
对象时,采取的视力范围的划分标准不尽相同,导致无法对各个研究
所得数据进行统一。因此,要通过分析归纳汇总这些研究结果来得
到全国人口的视力患病情况,难度非常大。

最后,现有的各类调研资料很少关注近视力问题,而这一问题对
我国国民视觉健康的影响有逐渐增大的趋势。总体而言,各类与视
力相关的流行病学调查关注的问题,或是远视力低下,或是眼疾,很
少关注近视力缺陷的患病情况。以全国学生体质健康调查中的视力
调查和全国 9 省 50 岁以上老年人眼病流行病学调查为例,这两个被
广为引用的权威调查只测量了受访者的远视力。对于青少年群体而
言,视力缺陷的主要表现是远视力低下,近视力缺陷并不构成这一群
体的主要视觉健康威胁。但是对于中老年人而言,随着年龄的增长,
因眼球自然老化而引起老视的患病率几乎是 100%(杨智宽,2011,第
255 页)。近视力缺陷已经构成这一群体的最主要的视觉健康威胁,
忽视这一点将使我们的估算不够准确。

我们对现有数据进行了评估和比较,根据现有数据的特点从中
选择了最为适合的估算用数据。尽管存在数据资料上的各种不便和
困难,我们还是根据各类可得数据和资料文献,通过横向对比和纵向
对比,确定了我国各类视力缺陷患病率的准确区间,并以此来估计我
国各个程度的视力缺陷的人数。由于数据的限制,我们只估计了 5
岁以上(不含 5 岁)总人口的远视力缺陷与 35 岁以上成年人近视力
缺陷的患病率。关于估计方法和可比性的讨论,详情见附录 A。我
们的估计结果如下:

首先让我们来看 5 岁以上人口中远视力的缺陷情况。

表 3-2 和表 3-3 是我们的估算结果。总体来看,2012 年,我国 5 岁以上总人口达 12.426 亿人[①],其中:患有不同程度的远视力缺陷(VA<0.8)的人数高达 3.45 亿—3.51 亿,远视力缺陷率高达 27.80%—28.27%。从严重程度来看,5 岁以上总人口中患有轻度远视力缺陷(0.3≤VA<0.8)的比例为 19.31%—19.97%,患病人数在 2.40 亿—2.48 亿人之间;患有中度远视力缺陷(0.1≤VA<0.3)的比例约为 8.28%,患病人数约为 1.03 亿;患有重度远视力缺陷(0.02≤VA<0.1)的比例约为 0.1%,患病人数约为 124 万;失明(VA<0.02)的比例约为 0.31%,患病人数约为 385 万。

表 3-2　我国远视力缺陷人口与患病率的结构估计(1)

	6—15 岁		16—24 岁[②]		25—49 岁	
	人口（百万）	患病率（%）	人口（百万）	患病率（%）	人口（百万）	患病率（%）
远视力不良（VA<1.0）	73.51—86.03	49.30[③]—57.7[④]	77.99	37.26	128.21	23.46
远视力缺陷（VA<0.8）	59.12—64.96	39.65[⑤]—43.57[⑥]	63.27	30.23	99.90	18.28
轻度远视力缺陷(0.3≤VA<0.8)	43.02—51.17	28.85[⑦]—34.32[⑧]	40.77	19.48	71.92	13.16

[①]　《中国卫生统计年鉴 2013》《2010 年中国人口普查资料年鉴》。
[②]　根据 CFPS 计算。
[③]　数据来自沈斌(2010)。
[④]　数据来自吴志斌(2013)。
[⑤]　数据来自易敬林等(2009)。
[⑥]　数据来自王晓敏等(2013)。
[⑦]　数据来自吴根容等(2014)。
[⑧]　数据来自刘中霞(2013)。

（续表）

	6—15 岁		16—24 岁		25—49 岁	
	人口（百万）	患病率（%）	人口（百万）	患病率（%）	人口（百万）	患病率（%）
中度远视力缺陷（0.1≤VA<0.3）	13.57	9.1①	22.52	10.76	27.93	5.11
重度远视力缺陷（0.05≤VA<0.1）	0.01	0.01	0.02	0.01	0.16	0.03
失明（VA<0.05）②	0.03	0.02	0.07	0.03	0.55	0.10
合计	149.1		209.3		546.5	

表 3-3　我国远视力缺陷人口与患病率的结构估计（2）

	≥50 岁③		5 岁以上合计	
	人口（百万）	患病率（%）	人口（百万）④	患病率（%）
远视力不良（VA<1.0）	147.34	43.63	427.08—439.51	34.37—35.37
远视力缺陷（VA<0.8）	123.16	36.47	345.44—351.28	27.80—28.27
轻度远视力缺陷（0.3≤VA<0.8）	84.26	24.95	239.95—248.15	19.31—19.97
中度远视力缺陷（0.1≤VA<0.3）	38.90	11.52	102.89	8.28

---

① 数据来自吴建峰等（2014）。

② 重度视力缺陷患病率和盲的患病率,采用 2006 年全国残疾人调查视力残疾数据计算。

③ 根据 CFPS 计算,其中,重度和盲的患病率来自 Zhao et al. 2010, pp. 409—416。

④ 数据来自国务院人口普查办公室,国家统计人口和就业统计司（2012,第 265—267 页）。

（续表）

	≥50 岁		5 岁以上合计	
	人口（百万）	患病率（%）	人口（百万）	患病率（%）
重度远视力缺陷（0.05≤VA<0.1）	1.11	0.33	1.24	0.10
失明（VA<0.05）①	3.24	0.96	3.85	0.31
合计	337.7		1 242.6	

　　图 3-1 显示了我国 5 岁以上人口远视力缺陷构成情况,从中可以看到,不到四个人中就有一个人有远视力缺陷。

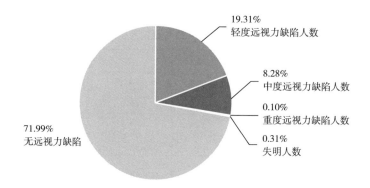

图 3-1　我国 5 岁以上人口远视力缺陷构成（%）

　　图 3-2 显示的是我国 5 岁以上人群远视力缺陷患病率状况,并按严重程度对每个年龄段的远视力缺陷进行了分解。从图中可以看到,6—15 岁人群和 50 岁及以上人群的远视力缺陷患病率都很高,接近 40%;16—24 岁人群的远视力缺陷患病率比 6—15 岁人群略低;25—49 岁人群的远视力缺陷患病率最低,不到 20%。但这也说明,

---

　　①　重度视力缺陷患病率和盲的患病率,采用 2006 年全国残疾人调查视力残疾数据计算。

即便是在远视力缺陷程度最轻的 25—49 岁人群中,大约每 5 个人中就会有 1 个人有远视力缺陷,这个比例依然很高。在观察每个年龄段不同视力缺陷程度的构成时,我们发现各个年龄段中,轻度视力缺陷的比例都是最高的,这进一步反映出轻度视力缺陷是一个不可忽视的视觉健康问题,它说明人们对视觉健康服务的需求会是巨大的。另外,对于 50 岁以下的人群来说,基本没有重度视力缺陷和失明这两种远视力缺陷问题。

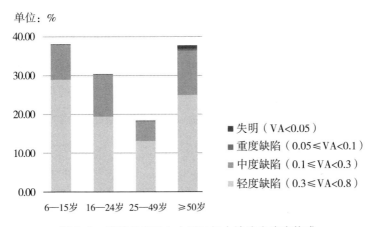

图 3-2　我国 5 岁以上人群远视力缺陷患病率构成

为更好地分析年龄与远视力缺陷之间的关系,我们分析了不同年龄组的人群远视力缺陷的不同程度(图 3-3)。图中资料显示,年龄越大,患远视力缺陷的人口越多,说明人口老龄化会带来更多的影响。这预示着处于劳动年龄的中青年人和中老年人对远视力健康的需求会很大。

以上讨论的是 5 岁以上人群远视力的健康状况,接下来我们要讨论视力缺陷的另一个重要组成部分——近视力缺陷。长期以来,人们对视力问题的理解主要局限在远视力缺陷,而忽视了近视力缺陷的问题。近视力缺陷的主要原因是眼调节能力下降引起的老视。

单位：百万人

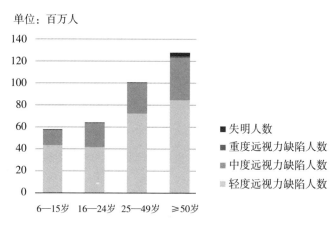

图例：
- 失明人数
- 重度远视力缺陷人数
- 中度远视力缺陷人数
- 轻度远视力缺陷人数

（横轴）6—15岁　16—24岁　25—49岁　≥50岁

图 3-3　我国 5 岁以上人群远视力缺陷患病人数

老视从 40 岁左右开始发生，50 岁以上的老年人几乎都存在近视力缺陷。近视力缺陷患病率高、患病人数巨大，对生命质量的损害程度也不容忽视（孙葆忱，2011）。近视力缺陷的广泛存在，对于中老年人的生活质量与劳动参与造成了不可忽视的损害。随着社会老龄化，退休年龄延长以及生产生活方式变化带来的对近视力要求的日益提高，近视力缺陷会对中老年的生活与工作带来诸多不便，影响他们对社会经济的参与。近视力缺陷是目前视觉健康的一个重大威胁，正确地估算中老年人群中近视力缺陷患病情况对制定公共政策和提供相关服务意义重大。

　　然而关于近视力患病情况的研究资料十分匮乏，目前可得的资料只有协和医科大学李洁博士于 2011 年在北京市顺义区对 35 岁以上成年人进行的近视力缺陷流行病学调查（李洁，2012）。基于李洁博士的研究，我们利用我国人口结构的数据推算了我国 35 岁以上成年人近视力缺陷的情况，结果见表 3-4。根据表 3-4，2012 年我国 35 岁以上总人口约为 6.86 亿人，其中有 3.90 亿人患有不同程度的近视力缺陷，患病率接近 56.88%。也就是相当于每两个成年人中，就有一

个人存在近视力缺陷。40—60岁这个阶段,是我国近视力缺陷患病率
指数迅速上升的阶段(见图3-4)。在40岁这个年龄段,近视力缺陷患
病率尚不及10%,然而到了60岁,近视力缺陷患病率已经超过90%。

表3-4 中国35岁以上成年人近视力缺陷人口及患病率结构估计

	35—49 岁		50—64 岁		65 岁及以上		35 岁及以上全体总计	
	人口（百万）	患病率（%）	人口（百万）	患病率（%）	人口（百万）	患病率（%）	人口（百万）	患病率（%）
重度近视力缺陷（VA<0.1）	1.32	0.38	1.4	0.64	5.19	4.36	7.91	1.15
中度近视力缺陷（0.1≤VA<0.3）	10.21	2.93	66.47	30.39	64.87	54.55	141.56	20.63
轻度近视力缺陷（0.3≤VA<0.5）	73.33	21.05	122.25	55.89	45.19	38.00	240.77	35.10
正常（VA≥0.5）	263.51	75.64	28.61	13.08	3.67	3.09	295.8	43.12
总计	348.4		218.7		118.9		686.0	

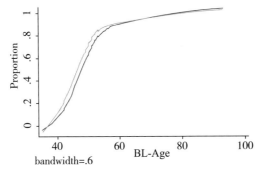

图3-4 基线横断面研究及随访研究中不同年龄近视力缺陷患病率对比

注:①数据来自李洁(2012)。②两条曲线,下方曲线代表基线调查,上方曲
线代表随访。

　　我们估算所得到的全国中老年人近视力缺陷在数量级上基本符合真实情况,但从具体数值来看可能是一个比较粗略的估计。一个原因是李洁博士研究的是北京市顺义区 35 岁以上的成年人。顺义区的经济发展水平在全国处于中上水平,其相对分布对于城市地区有较好的代表性,但就全国总体情况而言,可能会导致结果被高估;另外,李洁博士的研究使用的是世界卫生组织的标准,将近视力≤0.5 认定为近视力缺陷,而本书采取的标准是 VA<0.8,因此,这一研究提供的参数,对于本书所要研究的近视力缺陷程度,可能会存在低估的问题。

　　本章通过对世界卫生组织关于健康的定义以及视觉功能的特点的分析,提出了视觉健康这一定义,将视觉健康分为狭义的视觉器官层面的健康,以及包括与视觉直接相关的个人健全发展和有效参与社会生活的广义的视觉健康。通过进一步梳理我国以及两大国际组织对视力值划分的优劣,我们为衡量视觉健康提出了视力小于 0.8(VA<0.8)即称为视力缺陷的这一定义。根据这一定义,我们对我国国民视觉健康分别按远视力和近视力进行估计,对我国国民视觉健康的概况有了一定了解。接下来的几个章节,我们将通过分析视力缺陷的病因,视力缺陷对生活质量的影响,以及梳理我国视觉健康的公共政策,将我国国民视觉健康的现状用更为细致的方式呈现出来。

第 **4** 章

我国国民视力缺陷病因与风险因素

在上一章中,对视力缺陷的患病率和人数的估计让我们对我国视觉健康的情况有了粗略了解。我国国民广泛存在视力缺陷的问题,大约每三个人中就有一个人存在近视力缺陷或者远视力缺陷。不过,仅仅依靠近视力和远视力的患病率并不足以勾绘出我国视觉健康的全景。这是因为视力缺陷可以由多种眼部疾病导致,各种眼部疾病又由多种风险因素影响,并且各种眼部疾病在不同年龄段的人群中患病率并不相同。通过细分视力缺陷的疾病构成和不同年龄段视力缺陷的疾病构成,综合各种眼部疾病的风险因素,可以让我们对我国的视觉健康有更为准确的把握,并从中找到公共政策可以产生效果的作用点,以改善我国国民的视觉健康。

一、视力缺陷的疾病构成

视力缺陷可以由多种眼部疾病导致。其中一部分眼部疾病是不可治愈的,也就是说是目前的医学手段无法逆转的视力损失,如青光

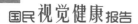

眼和老年性黄斑病变就属于这一类眼部疾病。而另一部分眼部疾病是可治愈的,这包括通过手术手段治愈的白内障,也包括通过戴眼镜进行视力矫正的屈光不正和老视(WHO,2012)。

我国现有的关于视力缺陷的统计数据来源于 1987 年和 2006 年两次全国残疾人抽样调查。由于调查对象是残疾人,这两次调查筛选出的是最佳矫正视力(BCVA<0.3)的人群,比我们所期望研究的视力缺陷人群的范围狭窄。但是,残疾人抽样调查的数据是迄今为止我国关于视力缺陷最为全面、调查范围最广的数据,因此这两次调查的数据是最能够反映我国视力缺陷变化情况的数据。

两次全国残疾人抽样调查的数据显示,20 世纪 80 年代至今,我国视力残疾的原因构成虽略有变化,但造成我国国民视力残疾的首要病因一直是白内障(见图 4-1)。1987 年的全国残疾人抽样调查数据显示,白内障导致的视力缺陷占视力残疾人群总数的 46.1%,其余病因依次为角膜病(11.4%)、沙眼(10.1%)、屈光不正及弱视(9.7%)、脉络膜视网膜病变(5.9%)和青光眼(5.1%)。60 岁以上人口视力残疾的病因依次为白内障(60.2%)、沙眼(10.9%)、角膜病(9.4%)和青光眼(5.7%)(刘娟等,2007)。2006 年第二次全国残疾人抽样调查数据显示,导致视力残疾的首要病因仍是白内障,占视力残疾人群总数的 46.93%,其余病因依次是视网膜和葡萄膜疾病(12.65%)、角膜病(8.52%)、屈光不正(6.39%)和青光眼(5.64%)(杨晓慧等,2011)。

由于眼睛随年龄的增长逐渐发育,进而老化,不同年龄的人所患的眼部疾病类型并不相同。图 4-2 显示了我国不同年龄段视力残疾的原因构成。从图中可见,青少年时期,遗传和弱视是导致视力残疾的主要原因;随着年龄的增长,遗传和弱视导致视力残疾所占的比例快速下降;进入老年时期,白内障导致的视力残疾所占比例最高。

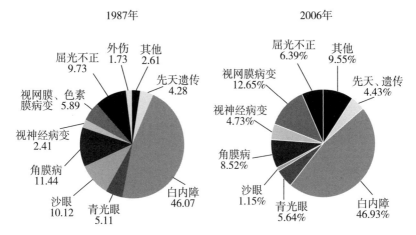

图 4-1　两次全国残疾人抽样调查视力残疾的原因构成

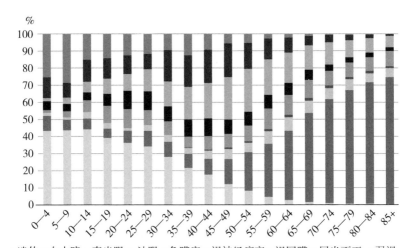

图 4-2　2006 年我国各年龄段视觉残疾的原因构成

　　世界卫生组织针对日常视力 VA<0.3 的人群计算了 2010 年全球各种眼部疾病导致视觉损害所占的比例(如图 4-3 显示)。与世界进行横向比较,我们发现,全球导致视觉损害的眼部疾病主要是屈光不正和白内障。未矫正的屈光不正是导致视觉损害的主要原因,同

时也是排名第二的致盲因素（Resnikoff S. et al.，2008；Fricke T. R. et al.，2012）。国际上白内障构成33%的视觉损害，而在我国，这一比例高达46.93%；国际上屈光不正构成42%的视觉损害，而在我国，这一比例仅有6.39%。此外，世界卫生组织估计我国2010年严重视力缺陷的总人口为7 551万人，而2006年残疾人调查数据记录的视力残疾人口只有1 263万人。

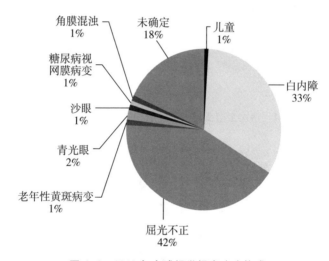

图4-3 2010年全球视觉损害疾病构成

或许这种差异是因人种遗传因素而产生的，我们可以通过对比东亚地区整体的情况来观察这一点。然而相比东亚地区，我国白内障导致的视力残疾占全部视力残疾的比例也远高于东亚地区的平均水平（13%）（Bourne R. A. et al.，2013）①；而我国屈光不正导致的视力残疾所占比例远远低于东亚地区的平均水平（46%）。

我国视力缺陷的疾病构成和世界平均水平以及东亚地区的平均水平差异如此悬殊，视力残疾的人口估算数量也和世界卫生组织估

---

① 需要说明的是，该文定义的未矫正屈光不正URE是基于Estimated as the difference between vision impairment at presentation and best-corrected sight（includes aphakia）。

算的视觉损害人口数量相差甚远,可以说有两方面原因。一方面是由于我国视觉疾病构成比例确实与世界平均水平或是东亚地区平均水平有所差异,另一方面也是由于我国视觉残疾的定义更加狭窄,从而忽视了最佳矫正视力 $0.3 \leqslant VA < 0.8$ 的人群,也忽视了部分没有渠道矫正视力的裸眼视力 $VA < 0.8$ 的人群。需要说明的是,世界卫生组织和关于东亚地区的这两项较为权威的国际研究计算的未矫正屈光不正引致的视力缺陷比例,均考虑了人群最佳矫正视力(BCVA)计算得到的视力缺陷率与日常生活视力(PVA)计算得到的视力缺陷率的差异,既包含了屈光不正的情况,也包含了老视的情况。而我国的视力残疾使用的标准,本身并不包含老视的情况。这些也比较充分地反映出屈光不正和老视的疾病属性及其引致的视力缺陷,而这在我国往往是被忽视的。

为了印证上面的分析,我们利用我国家庭追踪调查(China Family Panel Studies,CFPS)的数据和 2006 年第二次全国残疾人抽样调查的数据①计算了白内障、青光眼和角膜病三类眼疾的患病率,并基于全国人口总量估算了患病人数。我国常见眼疾患病率及患病人数估计结果如表 4-1 所示。尽管两个调查所得到的白内障患病率差距较大,但眼部疾病患病总人口分别为 1 716 万人和 1 850 万人,差距并不大。从已确诊的眼科类疾病来看,2012 年我国总人口中,患病率最高的仍然是白内障(0.47%),白内障的患病人数为 626 万,青光

---

① 1987 年第一次全国残疾人抽样调查采取概率比例抽样方法,共调查了 369 816 户、1 579 314 人,调查总人数占全国当年总人口数的 1.50‰。2006 年第二次全国残疾人抽样调查采取分层、多阶段、整群概率比例抽样方法,共调查了 771 797 户、2 526 145 人,调查的抽样比为 1.93‰。需要说明的是,残疾人抽样普查数据中的眼疾,其样本为视力残疾人群,在一定程度上会因为不同眼疾的致残性不同而在估计患病率时产生偏误。但是,残疾人抽样调查数据是迄今为止国内最为全面、调查范围覆盖最广的关于中度以上视力缺陷(VA<0.3)的数据。

眼、角膜病和其他眼疾等合计的患病人数约为 1 035 万。

表 4-1　我国常见眼疾患病率及患病人数估计

	估算数据	人群	白内障	青光眼	角膜病	其他	总计
患病率(%)	全国残疾人抽样调查	全人口	0.72	0.09	0.13	0.03	1.29
	我国家庭追踪调查	全人口	0.47	0.09	0.17	0.66	1.39
患病人数(百万人)	全国残疾人抽样调查	全人口	9.54	1.15	1.73	7.47	17.16
	我国家庭追踪调查	全人口	6.26	1.14	2.28	8.82	18.50

二、屈光不正和老视——被忽略的视力疾病

(一) 屈光不正

从各类报道和资料来看,我国国民的屈光不正问题十分严重,但由于缺乏全国范围的普查数据,若要对屈光不正的患病率与患病情况做出一个精确的估计,十分困难。第一,目前我国尚无专门针对视力健康尤其是屈光度的全国性的人口健康普查数据(如全国学生体质健康调查这样的普查数据等),往往只根据远视力来判断近视程度,并没有测量屈光度。第二,已有的地区性的针对特定人群的流行病学调查结果的可比性较低,例如大量已有的关于不同地区学生或是老年人屈光度的研究。这些文献研究的地区、人群和采取的视力缺陷标准都不尽相同,难以得到统一标准下的发病情况。

尽管如此,为了对我国国民屈光不正的患病情况做出一个准确客观的估计,我们的研究充分利用了已有的数据,采取分年龄段、分程度的患病率估算框架,分别考虑了6—15 岁、16—24 岁、25—49 岁

以及 50 岁以上的人口中各类屈光不正(不含散光①)的患病情况,并利用已有的文献估计了不同类型的屈光不正患病率②(见表 4-2)。

表 4-2　2012 年我国国民屈光不正患病率的估计

	6—15 岁③	16—24 岁④	25—49 岁⑤	≥50 岁⑥	>5 岁合计
屈光不正患病率(%)	48.05	56.7—81	33.7	31.26	38.63—42.72
近视患病率(%)	46.64	54.9—79	29.7	26.7	35.16—39.21
轻度近视	26.29	30.69—36.81	NA	NA	NA
中度近视	14.19	11.88—15.39	NA	NA	NA
高度近视	3.11	2—2.7	2.57	1.80	2.33—2.47
远视(%)	1.41	1.8—3.0	3.98	4.56	3.46—3.67
总人口(百万人)⑦	149.1	209.3	546.5	337.7	1 242.6
屈光不正总人数	71.6	118.7—169.5	184.2	105.6	480.0—530.9
近视人数	69.5	114.9—165.3	162.3	90.2	436.9—487.2
中高度近视的人数	4.6	4.2—5.7	14	6.1	29.0—30.7
远视人数	2.1	3.8—6.3	21.8	15.4	43.0—45.6

---

　①　主要是基于数据可得性的考虑。

　②　需要说明的是,近视类型的屈光不正会影响中心远视力,使得患者难以辨清远处物体,会导致视力不良(VA<1.0)。但近视度数本身和视力之间并无严格的一一对应关系,也不排除高度近视者的视力好于低度近视者的情况,甚至高度近视者的中心远视力未必低至视力缺陷的范围内(VA<0.8)。因此,屈光不正的患病率高于视力缺陷的患病率是完全有可能的。

　③　上限取值来自石一宁(2012),下限取值来自郭建莲(2011)。

　④　屈光不正、近视患病率、高度近视和远视患病率的区间,取值来自吴建峰等(2014);低度近视和中度近视患病率的区间,取值来自王理理等(2007)。

　⑤　数据来自 Liang Y. B. et al. (2009)。

　⑥　同上。

　⑦　国务院人口普查办公室,国家统计局人口和就业统计局(2012,第265—267页)。

2012 年我国 5 岁以上总人口中,屈光不正的患病率为 38.63%—42.72%,屈光不正的总患病人数为 4.80 亿—5.31 亿,且超过 90% 以上的屈光不正是近视;近视比例为 35.16%—39.21%,近视的总患病人数在 4.37 亿—4.87 亿之间,其中,高度近视的比例在 2.33%—2.47% 之间,高度近视的总患病人数高达 2 900 万—3 070 万。

进一步地,我们基于屈光不正的患病规律和人口结构趋势,预测了我国人口 2020 年屈光不正的患病率(见表 4-3)。

在现有的政策环境下,到了 2020 年,我国 5 岁以上人口的近视患病率将增长到 50.86%—51.36%,患病人口接近 7.04 亿—7.11 亿。患有高度近视的总人口将达到 4 004 万—5 155 万。

表 4-3 预测 2020 年我国人口近视患病率与患病人数

	6—15 岁	16—24 岁	25—49 岁	≥50 岁	>5 岁合计
近视患病率(%)	77.42	89.35—93.93	54.90	29.70	50.86—51.36
轻度近视	54.68	41.7—57.61	36.81	NA	NA
中度近视	19.63	26.9—39.92	15.39	NA	NA
高度近视	3.11	4.84—12.3	2.70	2.57	2.89—3.72
总人口(百万人)	141.5	149	542.3	551.7	1 384.6
近视人数	109.55	133.13—139.96	297.72	163.85	704.26—711.08
轻度近视	77.375	62.13—85.84	199.62	NA	NA
中度近视	27.78	40.01—59.48	83.46	NA	NA
高度近视	4.40	7.21—18.33	14.64	14.18	40.04—51.55

我国人口屈光不正患病情况具有如下几个特点:

第一,屈光不正存在明显的低龄化趋势。图 4-4 来自作者的估算结果。25 岁以下人群,即眼球发育尚在进行中的人群,屈光不正的患病率远高于 25 岁以上人群。具体而言,6—24 岁的人群,屈光不正的患病率超过 1/2,其中 6—15 岁人群患病率为 48.6%,16—24 岁人群患病率为 56.70%;而 25 岁以上人群,屈光不正的患病率不足 1/3,其中 25—49 岁人群的患病率为 33.7%,50 岁以上人群为 31.26%。

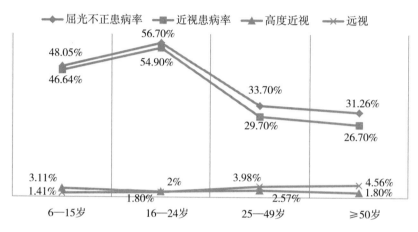

图 4-4 我国 5 岁以上人群各类屈光不正的年龄分布

第二,超过 90% 以上的屈光不正是近视。根据表 4-3 对 2020 年我国近视患病率与患病人数的预测,虽然不同年龄段存在区别,但总体来看,近视占到了屈光不正的 91% 左右。其中,6—15 岁和 16—24 岁人群中,分别有 97% 和 96.82% 的屈光不正是近视。在 25—49 岁人群中,88% 的屈光不正是近视,这一数字在 50 岁以上是 85.4%。

第三,屈光不正的患病率,尤其是近视率,随学龄的增长而增长。基于本书的分年龄段估算结果,6—15 岁学龄青少年正处于九年义务制教育阶段,屈光不正的患病率为 46.64%,而 16—24 岁人群中有相当比例的人仍在读高中或者大学,屈光不正的患病率保守估计在 55% 左右,上限则接近 80%。根据山东省冠县全县中小学生屈光不正流行病学调查的研究结果(吴建峰等,2014)更能细致地说明屈光

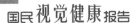
不正如何随学龄而快速增长(见图4-5)。

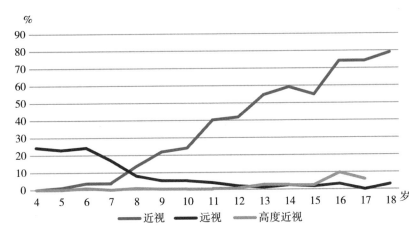

图4-5　山东省冠县2012年4—18岁中小学生屈光不正患病率

第四,"小升初""初升高"这两个阶段是屈光不正患病率快速上升的阶段。对于远视类型的屈光不正患病率,由于眼球发育本身的正视化过程,会随年龄增长而降低,因此6岁以后远视眼的患病率快速下降,从6岁的24.3%下降到16岁的3.2%。异常的是,在10—13岁、15—16岁这两个时期,屈光不正患病率突然跃升。在10岁阶段,屈光不正的患病率约为24%;在13岁的阶段,患病率已经高达54.7%,三年间翻了一倍;在15—16岁阶段,患病率突增,接近20%;在15岁阶段,患病率为54.7%;到了16岁,患病率已经高达74.2%。

升学期过后,学生视力会出现一定程度的回升。根据石一宁(2012,第40页)的研究,小学三年级时,学生的平均屈光度为-1.18D(即近视118度),从四年级开始加速近视,到了六年级平均屈光度达到-1.82D。但是"小升初"以后,初一开学时学生的视力会有一定程度的回升,平均屈光度上升到-1.57D。初二到初三这一年,视力退化最为显著,从初二的-1.94D下滑到初三的-3.26D,换而言之,近视程度平均要增加100度。初三到高一、高二,近视程度呈现缓进,甚至出现轻微的视力改善,平均屈光度上升到-3.09D(见图4-6)。

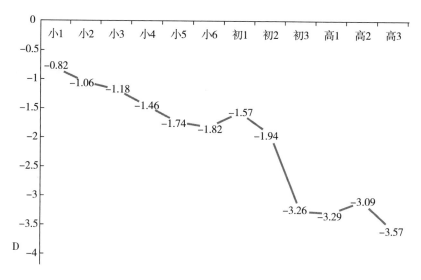

图4-6 西安市中小学生平均屈光度

第五,学龄儿童青少年的近视情况在经济发达地区更为严重。由于数据可得性的限制,我们未能开展全国层面分地区的比较。但不妨对比上海宝山区在2010年的情况(熊毅,2011)和前面分析过的山东冠县在2012年的情况(吴建峰,2014)。上海是我国经济最为发达的地区之一,而山东冠县的发展水平与中部省份平均水平相当。以10岁时两地学龄儿童近视率为例,上海宝山区在2010年的患病率已经高达37.8%,远高于2年后的山东冠县,后者2012年仅为24%。

（二）老视

老视是眼睛老化过程中产生的视力问题,也是造成近视力缺陷的主要原因。人到40岁左右就会开始出现老视的症状。截至2005年,全球共有10.4亿人患有老视,其中5.17亿人没有佩戴老视镜或佩戴合适度数的老视镜,4.1亿人无法进行日常的近距离工作,且94%的未矫正的老视引起的视力缺陷患者分布在发展中国家和地区(李洁,2012)。

在我国,人们对总体的老视患病率以及对近视力缺陷的影响并不了解,相关的研究资料也十分缺乏。为了对我国老视问题有整体的了解,我们利用我国健康与养老追踪调查(China Health and Retirement Longitudinal Study,CHARLS)2013年的全国调查数据和《中国卫生统计年鉴(2013)》的人口数据估算了我国中老年人未矫正的老视患病情况。

CHARLS是一套代表我国45岁及以上中老年人家庭和个人的高质量微观数据。CHARLS全国基线调查于2011年开展,覆盖了150个县级单位、450个村级单位、约1万户家庭中的1.7万人,是能够反映全国情况的代表性样本。我们在估算未矫正老视患病率时使用的是问卷中编号为da034的问题。

问题:您看近处的东西怎么样? 比如说戴着眼镜能不能看报纸?
选项:1. Excellent(极好)   2. Very Good(很好)   3. Good(好)
    4. Fair(一般)   5. Poor(不好)

对于这五个选项,我们把回答"一般"或"不好"两个选项的人认为是在看近处物体时是有困难的。因为白内障或青光眼等眼部疾病也会影响人看近处物体的能力,所以我们在筛选出回答"一般"或"不好"的样本后,又将其中患有白内障或青光眼的样本做了排除,以防高估老视的患病率。不过我们将部分因远视导致近视力不好的人群也纳入了估算范围。

估算的结果如表4-4和图4-7所示。在我国40岁以上的人口中,未矫正老视的患病率达到67.85%,人数约为3.71亿,占全国总人口的 27.83%。未矫正老视的患病率在人群中的分布有一定的规律。
农村地区的中老年人未矫正老视的患病率比城市地区的中老年人
高。在农村地区,40 岁以上人口未矫正老视的患病率为 69.18%,而
在城市地区的相应年龄段的患病率为 63.3%。除了城乡差异之外,
文化程度低的中老年人未矫正老视的患病率更高。40 岁以上人群
中,小学及以下学历人群的未矫正老视的患病率约为 71.68%,而高
中以上学历人群的患病率为 56.15%,差距明显。而无论是城乡差异
或是文化程度差异,我们都会发现越是高龄的老人,未矫正老视的患
病率越高。比如,40—49 岁之间的人的未矫正老视患病率约为
60%,而 80 岁及以上的老人未矫正老视的患病率则接近 75%。

表 4-4　我国城乡与不同教育水平人群的未矫正老视患病率

单位:%

	40—49 岁	50—59 岁	60—69 岁	70—79 岁	80 岁及以上	40 岁及以上总人口
户籍						
农村居民	60.32	70.94	70.85	69.03	77.21	69.18
城市居民	57.01	63.79	63.47	66.35	65.41	63.30
文化程度						
小学及以下	64.92	73.79	72.43	70.78	74.80	71.68
初中	66.34	70.21	63.12	66.19	66.67	67.35
高中	56.10	65.76	59.26	70.97	无详细数据	63.56
高中以上	45.65	57.94	54.87	58.51	72.73	56.15
总体	59.68	69.32	69.19	68.33	74.53	67.85

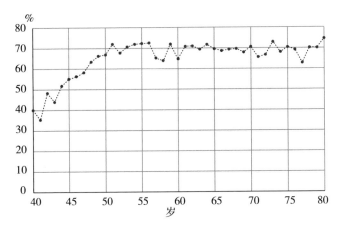

图 4-7 基于 CHARLS 的我国中老年人未矫正老视患病率的估计

　　未矫正老视的广泛存在和我国居民普遍缺乏对老视的基本认识密切相关。人们既没有对老视相关的健康知识有足够的了解,也没能意识到在工作竞争中未矫正老视的中老年人处于劣势。越来越多的工作要求人有良好的视力,未矫正的老视实际上对中老年人的工作机会进行了限制,也损害了他们工作的效率(孙葆忱,2011)。不过,未矫正老视对中老年人的影响不仅仅是我们通常所想象的妨碍阅读或书写等脑力工作,实际上它也会影响体力工作者的工作效率。也就是说,未矫正老视对从事农业和工业的中老年人也会构成障碍。根据 Patel 等人基于坦桑尼亚农村地区的研究,老视会影响老人辨认及分拣谷物、除草、缝纫、烹饪、安装及调整灯具、照顾小儿穿衣等日常工作和生活的能力,显著地损害了农村老年人近距离工作的能力和效率。

三、各种视力疾病的风险因素

　　在之前"视力缺陷的原因构成"一节中,我们已经看到造成我国居民视力缺陷的主要疾病包括白内障、屈光不正、青光眼、角膜病和视网膜及葡萄膜疾病。增强我国国民的视觉健康需要对这些疾病进行干预，与此同时治疗和预防作为两个手段缺一不可。虽然多数眼部疾病在我国已经有了常规疗法，但我国在预防各类眼部疾病方面仍缺乏一些相应的公共政策。

预防眼部疾病首先需要掌握疾病的风险因素。我们将风险因素分为四类，分别是：（1）遗传因素与人口学特征，如基因、种族、年龄、性别等；（2）医源性因素，如其他疾病引发的并发症；（3）生活方式与用眼习惯，包括营养、睡眠、用眼时间、用眼方式与眼部保健等；（4）用眼环境，包括光源和周围的环境。其中，遗传因素与人口学特征属于不可改变的先天因素，但其他疾病引发的并发症、生活方式与用眼习惯和用眼环境是可以通过人工干预，尤其是公共政策干预来改变的风险因素。这就是这一部分重点讨论的内容。

在讨论各种眼部疾病时，我们将白内障与老视这两个中老年人多发的疾病放在一起讨论，将青光眼、角膜炎与葡萄膜炎归在一起讨论，另外将屈光不正这一对青少年影响最大的眼部疾病单独讨论。

（一）白内障与老视

白内障（Cataract）即晶状体混浊。白内障可分为先天性白内障和后天性白内障。先天性白内障（又名发育性白内障），一般在出生前后即已存在。后天性白内障是出生后因全身疾病或局部眼病、营养代谢异常、中毒及外伤等原因所致的晶状体混浊。

目前白内障的发病机制尚不清楚，关于老年性白内障的病因学研究显示，年龄、性别、家族病史、职业以及糖尿病、高血压、营养状况、个人生活方式与环境因素等均是诱发白内障的风险因素（马德环，2001）。而造成并发性白内障的医源性因素包括：糖尿病、近视、免疫与营养代谢异常、全身或局部眼病（如葡萄膜炎、青光眼、视网膜脱离、视网膜色素变性、眼内肿瘤和高度近视等)(郑远远等,1998,第34—37页)。白内障不仅是世界上多数国家老年人群致盲的主要原因,也是我国老年人群致盲的首要原因。

老视(Presbyopia)属于眼调节功能异常,是一种自然生理现象。随着年龄增长,眼调节能力缓慢而持久地自然下降,导致看近处物体时模糊不适、困难,并产生视疲劳,这就是老视。临床上首次出现老视的年龄为38—48岁,但一般人在40—45岁开始老视,42—44岁是高发期(杨智宽,2008,第255页)。老视的诊断很容易,年龄是最主要的考虑因素,其他症状包括看近物越来越模糊、最舒适的阅读距离越来越远和眼睛容易产生疲劳(Leonard A. Levin,2012,pp. 271-272)。

老视的发病年龄在人群中呈现自然的高斯分布。长期使用药物(如胰岛素、镇静药、抗风湿药物、利尿剂等)等可能使老视发病年龄提前。不同的屈光状态对老视发生的时间也有影响。远视眼调节点比正视眼要远,会更早出现老视,佩戴隐形眼镜比佩戴镜框眼镜的人会更早出现老视。此外,近距离用眼多的人出现老视的年龄较早,远距离用眼多的人出现老视的年龄较晚(杨智宽,2008,第256页)。个人生活方式、用眼习惯与用眼环境也会影响老视的发病概率,比如饮食、精神与环境因素(如光污染)。长期从事近距离工作者由于睫状肌调节能力下降,老视的发病概率明显提高。

白内障与老视发病风险因素见表4-5。

表4-5 白内障与老视发病风险因素

	白内障	老视
遗传与人口学因素	• 年龄增加 • 地理因素(纬度) • 家族病史 • 女性	• 年龄增加 • 地理因素(纬度) • 身体素质

（续表）

	白内障	老视
医源性因素	• 糖尿病 • 免疫与营养代谢异常 • 全身或局部眼病（如葡萄膜炎、青光眼、视网膜脱离、视网膜色素变性、眼内肿瘤等） • 近视	• 远视眼 • 近视眼 • 佩戴角膜接触镜者 • 长期使用药物（如胰岛素、镇静药、抗风湿药物、利尿剂等）
生活方式与用眼习惯	• 个人生活方式（如吸烟、营养不足等） • 不健康用眼	• 个人生活方式（饮食和精神因素）
用眼环境	• 红外线与紫外线辐射 • 接触硝基甲苯与二硝基酚等有毒化学物质	• 光辐射 • 环境污染 • 长期从事近距离精细工作者

（二）青光眼、角膜炎与葡萄膜炎发病危险因素

青光眼（Glaucoma）是指一种由于眼内压升高而引起视盘凹陷、视野缺损的病症（房淑清等，2007，第 1996 页），是导致不可逆性失明的主要原因（Gupta N. et al.，2008，pp. 53-60）。青光眼的所有治疗都以降低眼压为基础，即通过使用滴眼剂进行药理学治疗或者进行手术治疗。

青光眼是一种隐匿且进展缓慢的疾病，病理性眼压升高是形成青光眼的主要危险因素。性别与年龄、地区与种族、家族史、居住地等是影响青光眼发生率的遗传与人口学因素。多数研究认为，伴相对性瞳孔阻滞的原发性闭角型青光眼易在冬季发病，这可能与气候或日照量少有关。赵堪兴（2008，第 154 页）指出，我国人以闭角型青光眼居多，而欧美国家的白种人则以开角型青光眼居多。从医源性因素角度来看，高度近视与开角型青光眼的发病概率相关，糖尿病与

原发性开角型青光眼的相关性尚有争论,高血压与正常眼压性青光眼无相关性。另外,其他眼病、自身免疫攻击以及用药不当等也是青光眼发病的继发因素(卞春及等,2012,第169—192页)。

角膜病(Corneal Disease)指各种原因引起的角膜混浊。角膜病变,发生水肿,病灶区被分泌物覆盖,角膜透明性下降,影响外界光线通过,导致患者视力下降。角膜感染后,炎症可能波及角膜周围组织,使其水肿、充血,即表现出眼红、眼肿(周激波等,1999,第9页)。

角膜病是主要致盲性眼病之一。炎症、外伤、变性、营养不良等均可导致角膜病。其中感染性角膜炎症更为多见,20%的盲人因眼部感染而失明,主要病原微生物为细菌、病毒、真菌和棘阿米巴。除此之外,临近组织的炎症也可波及角膜,如结膜炎可引起周边角膜浸润性炎症,巩膜炎可引起硬化性角膜炎,虹膜睫状体炎可影响角膜内皮等。一些自身免疫性疾病如类风湿性关节炎,可出现角膜病变。某些全身病也可以影响角膜,如维生素 A 缺乏引起结膜干燥或角膜软化(赵堪兴等,2013,第120—121页)。

葡萄膜炎是累及葡萄膜、视网膜、视网膜血管及玻璃体的一组炎症性疾病,也称眼内炎症。杨培增(2002,第250页)根据多种标准,对葡萄膜炎进行了分类:"由于炎症的初始部位及累及的组织不同,临床上有多种类型,如虹膜睫状体炎、脉络膜炎、脉络膜视网膜炎、视网膜炎及视网膜血管炎等。按病因,葡萄膜炎可分为感染性、自身免疫性、外伤性及特发性葡萄膜炎等多种类型;根据炎症发生的部位,葡萄膜炎可以分为前、中间、后及全葡萄膜炎四类。"

葡萄膜炎多发生于青壮年,易合并全身性自身免疫性疾病,常反复发作,治疗棘手,可引起一些严重并发症,是一类常见而又重要的致盲性眼病。细菌、真菌、病毒、寄生虫、立克次氏体等感染可引起葡萄膜炎。自身免疫攻击、用药不当以及手术创伤等继发的感染都会引起葡萄膜炎。创伤及理化损伤通过激活花生四烯酸代谢产物而引起葡萄膜炎。除此之外,已发现多种类型的葡萄膜炎与特定的 HLA 抗原相关,如强直性脊椎炎伴发的葡萄膜炎与 HLA-B27 抗原密切相关(赵堪兴等,2013,第 120—121 页)。

青光眼、角膜炎和葡萄膜炎的发病风险因素见表 4-6。

表 4-6　青光眼、角膜炎和葡萄膜炎的发病风险因素

	青光眼	角膜炎	葡萄膜炎
遗传与人口学因素	• 年龄增加 • 性别 • 地区 • 家族病史 • 黑色人种	—	—
医源性因素	• 近视眼 • 血压异常 • 白内障、其他眼病(如角膜炎、结膜炎、葡萄膜炎等) • 局部或全身用药不当 • 自身免疫攻击	• 邻近眼组织炎症 • 自身免疫反应与营养障碍 • 沙眼 • 眼局部长期使用抗生素和皮质激素类药物等引发的真菌性角膜炎	• 邻近眼组织炎症 • 自身免疫反应(如风湿性关节炎、系统性红斑狼疮等) • 眼内毒素或刺激物的反应 • 手术创口继发的感染性化脓、有明显感染灶的转移(如梅毒、结核等细菌、病毒与寄生虫感染)
生活方式与用眼习惯	• 情绪激动 • 视疲劳 • 用眼及用脑过度 • 长期失眠 • 习惯性便秘 • 妇女经期	• 工作、学习过度紧张 • 睡眠不好 • 身体疲劳 • 全身抵抗力下降或近期内有上呼吸道感染、发热等引发病毒性结膜炎	• 用眼不当致使细菌、病毒、真菌、立克次体、寄生虫等病原体感染
用眼环境	• 长期在昏暗环境下用眼	• 农业环境下的真菌感染	• 细菌、病毒、真菌、立克次体、寄生虫等病原体较多的环境

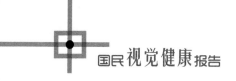

（三）屈光不正与青少年近视

屈光不正（Refractive Error）是指在眼睛获得正常休息的情况下（15 岁以下的青少年儿童经过充分散瞳、放松眼睛的调节后），眼睛无法把从正前方进入眼球的平行光聚集在视网膜上的一种屈光状态。医学上将屈光不正分为远视、近视和散光三类（石一宁，2012，第437 页）。

视觉器官的发育在出生至 18 岁时基本完成，24 岁趋于稳定。如果眼球发育导致屈光成分补偿失调，眼的发育不全（眼轴过短）会形成远视眼，生长过度（眼轴过长）则会形成近视眼。例如，近视眼的发育过程，是从远视—正视—近视的一个发育过程，其实质为眼球过度发育，是不可逆的。近视眼的过度生长，可导致眼球各层组织拉长、变薄。从组织病理学的角度来看，近视眼组织常常过早发生进行性或者退行性病变，高度近视极易导致眼底病变。

屈光疾病的发病机理至今还未完全解决，但可归结为遗传、医源性、生活方式与环境这三大因素（见表 4-7）。影响屈光不正发病几率的遗传与人口学因素包括年龄、性别、种族、地区、遗传与发育因素。此外，医源性因素，如药物中毒、代谢异常、角膜疾病以及并发性白内障等继发性因素也会增加屈光不正的发病风险。在影响屈光不正的生活方式和环境因素之中，主要是近距离用眼负荷。

在我国最为常见的屈光不正是近视。我们重点讨论青少年近视的发病风险因素。不良的用眼习惯与用眼环境对近视的发病概率有很大影响。过度用眼、用眼姿势不当、长期在昏暗环境下用眼等不良的用眼习惯会造成屈光不正的发生，尤其是青少年近视的发生与用眼习惯有极大关系。

表 4-7　主要类型的屈光不正发病风险因素

	近视	远视	散光
遗传与人口学因素	• 年龄 • 性别 • 种族 • 地区 • 遗传 • 发育因素	• 年龄 • 种族 • 遗传 • 发育因素	• 年龄 • 性别 • 种族 • 遗传
医源性因素	• 矫正不当、由于手术植入人工晶状体的度数过高或异位 • 眼球疾病等 • 药物中毒代谢异常,包括(药物)中毒性近视(如糖尿病性近视、初发期白内障性近视等)	• 近视手术过矫 • 糖尿病 • 角膜疾病	• 白内障等角膜手术 • 角膜疾病
生活方式与用眼习惯	• 过度用眼 • 用眼姿势不当 • 营养不足 • 长期从事文字工作或其他近距离工作者 • 吸烟 • 睡眠不足	• 不健康用眼带来的睫状肌调节不当	• 长期用眼姿势不当

从学龄、职业和城乡地区差异与近视发生的相关性来看,近距离用眼负荷和近视的发生密切相关。首先,随着学龄增长,青少年儿童的近视患病率明显升高,且在同龄人群中,学龄越高,近视患病率越高。反之,学龄相同而年龄不同的学生,近视患病率并无显著区别(王怡然,1984)。其次,从职业来看,从事近距离工作者,近视患病率高于非近距离工作者。例如,Simensen(1984)调查了 11 名从事近距离工作的纺织品检验工,发现在两年紧张的近距离工作后,90%的人患有近视。最后,国内外的近视流行病学研究都显示,在同一国家、

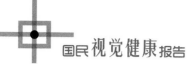

同一时期,城市地区(经济发达地区)的近视患病率均高于农村地区的近视患病率。例如,从已有的关于学生视力调查的文献来看,无论是小学还是中学,城市地区学生的近视患病率都高于农村地区,造成这一城乡差别的重要原因可能是城市的课业负担和近距离用眼负担较重。以上三点,都显示了近距离用眼负荷与近视发生密切相关。

在大量研究中也证实了近距离用眼负荷会诱发近视。例如,胡诞宁(2009,第73页)对一些尚无近视的学生进行了两年随访,发现每天课余读写时间为1—2小时、3小时和4小时的正视眼学生,两年内近视发病率分别为7.9%、16.7%和25.1%。Tan(2000)研究了新加坡中小学生的近视发生情况,发现在期末考试后,近视患病率会上升;但在暑假过后,近视患病率会下降(Fulk G. W., Cyert L. A., Parker D. A., 2002)。此外,20世纪的几次重大历史事件前后,都伴随着近视患病率的明显波动。例如,日本在第二次世界大战时,学生近视患病率明显下降;我国在20世纪60年代至70年代期间,由于学生"不读书",近视患病率明显降低;恢复高考后,近视患病率又逐渐升高。以上都是近距离用眼负荷影响近视发生的证据。

一方面学习压力加剧,电子产品普及化和户外活动时间减少可能是导致近视高发且快速低龄化的最关键因素。在恢复高考前,我国近视的发病率非常低,学生没有那么多书要读,不需要挑灯夜战。恢复高考之后,学习竞争日益激烈,从幼儿园开始就要冲刺。另一方面,随着电子产品的普及化,孩子们的眼睛过度暴露在电脑、平板电脑和游戏机的荧光屏前。图4-8对比了广州市20世纪不同年代出生人群的近视患病率(麦锦城等,2012)。例如,广州市70年代之前出生人群近视患病率仅为20%—30%,而80年代之后出生的青少年已经增长至80%以上。与我国台湾地区、香港地区以及新加坡相比,广州市的近视患病率直至 1975 年后才逐渐增长，并逐渐达到其他三个地区的水平。段佳丽等（2006）发现中小学生在家学习时间随年级增高而增加，其中完成学校作业的时间随年级增高而增加，高中生完成学校作业超过 3 个小时的已经达到 27.26%（386 人）。低年级学生学校的学习任务较少，但 69.27% 的家长会额外增加作业，61.24% 的家长会让孩子参加课外辅导班。Logistic 回归分析显示，用眼负担的增加是造成视力低下的危险因素之一。可见，课业负担过重在视力低下的发生和发展过程中起很重要作用（代秋楠，2010）。

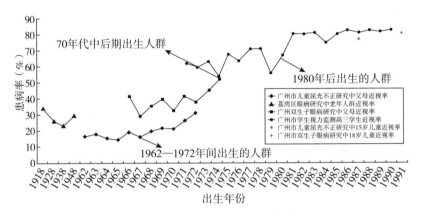

图 4-8　广东省广州市儿童近视的时间趋势研究

注：图中 * 与 + 表示其他独立研究，其调查结果与已有的研究调查结果接近，可在学术上互相支撑。

　　近视的发生具有遗传性，当代人口近视，会增加下一代人口近视的发病风险。国内外的研究均显示，近视的发生有明显的家族聚集性（胡诞宁等，2009，第 71 页）。双亲与同胞中有近视者，近视患病率会显著高于无家族史者（吕帆等，1999）。根据胡诞宁等（2009，第 71 页）的研究，双亲均为近视者，子代的近视患病率约为 60%；双亲之一为近视者，子代的近视患病率约为 40%；双亲均无近视的话，子代罹患近视的概率约为 30%。且近年的双生子研究（Jones L. A. et al.，

2007)也显示,子代之所以发生近视,并非由于与亲代有相同的环境,
而是由遗传因素所决定的。

四、国民视觉健康危机已成重大公共卫生问题

随着社会经济的快速发展,我国已经进入了近乎"全民皆病"的
慢性视觉健康问题高发时期。根据我们的估算:2012 年我国总人口
中,白内障的患病人数为 626 万人,青光眼、角膜病和其他眼疾等合
计的患病人数约为 1 035 万人;2012 年我国 5 岁以上总人口中,屈光
不正的患病人数为 4.80 亿—5.31 亿人,且超过 90%以上的屈光不正
是近视,我国近视的总患病人数在 4.37 亿—4.87 亿人之间,患有高
度近视的总人口高达 2 900 万—3 070 万人;2012 我国 40 岁以上人
口中,未矫正的老视患病人数约为 3.71 亿人,占全国总人口的比例
为 27.83%。

从视力缺陷的危害程度来考虑,造成我国居民视力残疾(中度视
力缺陷、重度视力缺陷以及失明)的首位病因是白内障,其次是视网
膜和葡萄膜疾病,然后是角膜病、屈光不正和青光眼(见表 4-8)。根
据 2006 年第二次全国残疾人抽样调查,造成视力残疾的首位病因是
白内障,占视力残疾人群总数的比例上升至 55.6%;其余依次是视网
膜和葡萄膜疾病(15.0%)、角膜病(10.1%)、屈光不正(7.6%)和青光
眼(6.7%)。

表 4-8　各类眼疾的患病率和患病人数

总人口	白内障	青光眼	角膜病	其他	屈光不正(≥5 岁)	老视
患病率(%)	0.47	0.09	0.17	0.66	38.63	27.83
患病人数 (百万人)	6.26	1.14	2.28	8.82	480.09	370.92

　　但是,从视力缺陷的影响范围来考虑,造成我国视力缺陷的首位病因是广泛存在于各年龄人群的屈光不正,单是我国高度近视的总人数就远远超过了各类病因引起视力残疾的患病人数之和。一方面,5岁以上总人口中约5亿人存在各类屈光不正问题,单是我国高度近视的总人数就近3 000万人,远远超过了各类病因引起低视力或失明的患病人数总和。另一方面,40岁以上人群中普遍存在未矫正老视造成的视力缺陷,患病总人数约为3.71亿人。根据我们的保守估计,患有屈光不正或老视的人数已经高达6.1亿—6.5亿人次。

　　虽然各类视力缺陷问题的发病机制尚不清楚,但由于遗传和人口学因素特征相对稳定,很难解释近十年来各类慢性视力缺陷问题呈爆发式增长的原因,更值得引起警惕和政策干预的,是生活、工作的环境和方式对视力的影响。随着社会经济的发展,无论是学习、工作还是娱乐,人们的近距离用眼负荷都不可避免地日益加剧,且随着近年来电子产品的快速普及,长期暴露于LED光源之下也是一个巨大的潜在风险。而且,不恰当的医源性介入和国民视觉健康意识的缺失是导致视力缺陷病情快速恶化的重要原因。国民普遍缺乏基本的视觉健康常识,对视觉健康的重要性和复杂性缺乏认识,往往是在已经造成严重的视力缺陷之时才发现问题,一旦发现问题还存在病急乱投医的现象,常常错失了最佳的预防或者治疗时机。

　　以青少年近视为例,学习压力加剧、电子产品普及化和户外活动时间减少可能是导致近视高发且快速低龄化的最关键因素。且家长对于儿童视力矫正普遍存在着误区,往往导致错失矫正时机或者错矫,进一步加速了儿童近视向高度近视的发展。若不加以任何政策干预,根据我们的保守估计:到了2020年,我国5岁以上人口的近视患病率将增长到50.86%—51.36%,患病人口接近7.04亿—7.11亿

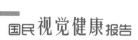

人。患有高度近视的总人口将达到 4 004 万—5 155 万人。若将我国的近视人口组成一个国家,将成为世界第三人口大国。

近视的低龄化绝非"多戴一副眼镜"这么简单,近视的发生与危害都是不可逆的。在当代来看,随着近视的低龄化带来的病程延长,人群中近视程度的分布会日益向高度近视演变,进而产生各类眼底病变,造成严重的永久性的视功能损害。放眼未来,近视不仅影响当代也会危及下一代。虽然关于近视眼的病因尚未完全明确,但目前学界的一致结论是近视具有可遗传性和家族聚集性,且遗传因素的作用略大于环境因素。近视的早发和高度近视高发不仅危及当代人口素质,也影响我国未来的人口素质,会对我国社会经济乃至国防安全产生重大危害。

综上,国民视觉健康问题已经成为我国重大的公共卫生问题,不仅影响当代人口的生存质量,也危及未来人口素质。视觉健康的发病机制虽然复杂,但是通过适当的公共政策干预,可以降低环境和生活方式等因素对视觉健康的危害,并通过医疗服务保障来治疗可恢复视觉功能的视力缺陷,提升国民视觉健康。

第 **5** 章

国民视力缺陷导致的社会经济负担

视觉健康的重要性毋庸赘言:"眼睛是心灵的窗户",在文明社会,约 80% 的信息摄取是通过眼睛进行的(余翔等,2013,第 92 页)。我国不仅是白内障等眼疾大国,也是全球近视眼第一大国。各种眼疾和屈光不正等导致的视力缺陷会给个人和国家带来方方面面的负担。对于视力有缺陷的人来说,他们直接面临着个人的看病费用;间接地,视力缺陷导致的行为能力减弱会使视力有缺陷的人的劳动效率下降,其劳动就业的选择范围受到限制,同时也会影响个人的生命质量。对于国家来说,视力缺陷要求国家提供健全的与眼科相关的医疗服务和与视力缺陷康复相关的社会保障体系。

面对视力缺陷产生的由医疗成本、康复成本、劳动参与损失和生命质量损失共同组成的社会负担,个人能做的十分有限。通过制定切合社会需求的公共政策来减轻视力缺陷导致的社会负担是更有效率的做法。但首先我们需要明确视力缺陷危害的大小,这是指导和制定相关公共政策的基石。任何公共政策决策都离不开成本收益分

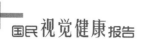

析,视觉健康相关的政策分析也是如此。若不对视力缺陷的危害进行量化分析,就无从确定多少资源应该用于促进视觉健康,这些资源投入到哪些方面来促进视觉健康,这些投入将产生多大的社会价值,而这些问题恰恰是制定可操作的公共政策的关键。要回答这些问题,第一步是对视觉健康问题带来的损害进行量化分析。

虽然我国几乎全民都或多或少地存在着视觉健康方面的问题,同时这些视觉健康方面的问题给人们的日常生活和工作学习带来诸多不便甚至造成残障,但我国并没有多少相应的定量研究来分析这些不便和残障所造成的(经济)损失。目前我国与视力缺陷相关的研究,主要来自于医学领域的眼科研究和公共卫生领域的流行病学研究,关注的是视觉问题的病理和视觉功能的变化程度。尽管这些研究有助于我们对视力缺陷的形成原因和影响范围形成大致的感观,但不足以用来分析并估计视力缺陷所致的社会经济损失。我国目前还没有从经济学和公共政策的角度出发,量化功能性的视力缺陷(影响到个人的能力、社会经济参与和生命质量)所造成的损失的研究。

针对这一空白,我们的研究开创性地对我国国民视觉健康问题所致的损失进行了量化估算。在数据上,我们充分利用国内已有的普查、年鉴、家户调查数据以及相关文献中的关键参数,刻画了我国视力缺陷的患病率、治疗成本、劳动参与损失、生命质量损失及其外部性。在方法上,我们在借鉴国际上估计视觉损害负担的一般方法的基础上,结合我国社会经济环境和数据的实际可得性情况,对估算所包含的成本类型和测算方法进行了相应调整。在内容上,我们不仅考虑了轻度至失明等不同程度的视力缺陷所致的直接医疗成本,也考虑了劳动参与损失和生命质量损失,较为全面地刻画了视力缺陷所致的社会经济负担。

一、视觉健康问题的成本估算原理

（一）视力缺陷成本的定义与度量

根据视觉健康的受损程度与范围,视觉健康受损会产生相应的治疗（医疗）、康复成本和社会经济参与损失（劳动参与损失和生命质量损失）。

其中,治疗成本是指恢复视觉功能所需的医疗诊治的费用,康复成本主要是指为了恢复功能性的视觉以及视力缺陷导致的行为能力受损而在所需要的辅助器具（助视仪器等）、教育和设施等（视力残疾人士所需要的特定活动设施）方面的投入,这两类成本主要涉及器官层面的视觉健康受损所致的成本。而社会经济参与损失则是用以度量作为整体的个人,视力缺陷对个人的行为能力、社会经济参与情况的影响,这些影响包括劳动参与损失（本人的劳动参与损失以及耗费的照料时间的劳动价值）和生命质量损失等。下面将依次介绍医疗成本、康复成本和社会经济参与损失的界定和度量。

（1）医疗成本。医疗成本是指为了恢复视觉功能（Visual Function）而进行的医疗诊治的费用（Visual Standards of International Council of Ophthalmology, 2002）。医疗成本本身是一个加总的概念,可以用不同的加总方式来估算。按照病种来看,视力缺陷的医疗成本包括青光眼、白内障、角膜病、屈光不正等视力疾病的诊治费用。按照费用产生原因来看,视力缺陷的医疗成本包括治疗眼疾本身的成本以及治疗由眼疾引发的其他病症的额外成本。按照费用来源来看,视力缺陷的医疗成本又可以分为政府、社会（医疗保险）和个人分别用于视力缺陷的医疗成本。对于不同的具体问题,可以根据数据本身的特点选择不同的加总方式来计算。

（2）康复成本。康复成本主要是指为了恢复功能性的视觉（Functional Vision）以及视力缺陷所导致的行为能力受损而所需的辅助器具（助视仪器等）、教育和设施等（视力残疾人士所需要的特定活动设施）方面的投入。在具体计算时，康复成本的界定，主要取决于这个国家或者地区的政策环境。例如，在美国，联邦政府和州政府都有针对视觉残障人士康复、失明儿童特殊教育等项目的预算，这些预算包括配备低视力辅助设备等的成本，甚至包括训练导盲犬的费用（Rein D. B. et al., 2011）。而在加拿大，政府除了提供康复和实力辅助设备，也提供营养援助和盲人图书馆，这些成本主要由社会保险来承担。具体如何界定，应取决于政策背景和研究目的（Cruess A. F. et al., 2011）。

（3）劳动参与损失。功能性视力缺陷会损害个体的阅读、移动与方向辨别、日常生活等方面的能力，这些损害会影响个体的劳动技能，进而影响其劳动参与和生产效率。相对其他成本或者损失而言，劳动参与损失的界定范围争议最小。受损者本身的损失主要是用视力缺陷人群与正常人群的劳动收入差异来度量。

（4）生命质量损失。功能性的视力缺陷，无论是轻度的阅读障碍还是严重的失明导致丧失日常行为生活能力，除了会产生经济层面的劳动参与损失，还会严重影响生命质量（Loss of Wellbeing）。对于这一损失，文献中最常用的度量方法是伤残生命调整年（Disability Adjusted Life Years，"DALY"）。DALY测量的是人群的实际健康水平与该人群在理想状态下的健康水平的差距，是生命数量和生命质量以时间为单位的综合度量（Gold M. R. et al., 2002）。如果社会、个人愿意以某些资源来避免或消除特定的健康状况，这个状况就可以利用对应的支付意愿（The Willingness to Pay）折算出相应的经济成本。使用 DALY 可以将不同疾病的疾病负担统一成可以互相比较的度量单位，从而为政策制定提供依据，它是目前使用范围最广、认可度最高的疾病负担评价指标之一。

（二）本书的估算方法

1. 确定成本组成部分和相应的数据来源

估算总体的视力缺陷带来的社会经济负担，第一步是要确定这些负担有哪些组成部分。在我国，视力缺陷造成的直接医疗成本主要包括到医院直接就诊和眼镜商店验光配镜的成本，康复成本主要由残联和民政部门直接承担，劳动参与损失主要体现在视力缺陷者本人及其家庭成员相对的低收入，而生命质量损失则主要体现在视力缺陷造成的人群总体 DALY 损失。关于各成分的具体定义，详情见接下来各小节的计算与分析。考虑到数据方面的限制，我们充分利用了国内已有的普查、年鉴、家户调查数据以及相关文献中的关键参数，通过纵向对比、横向比较来确定参数的可比性，力求客观准确地刻画我国视力缺陷的患病率和各成本参数。

在调查数据方面，我们利用的是 2006 年第二次残疾人抽样调查数据中视力残疾部分的数据。在年鉴方面，我们利用的数据来自《中国卫生统计年鉴（2013）》、《中国残疾人事业统计年鉴（2013）》和《中国民政统计年鉴（2012）》。通过卫生统计年鉴的就诊人次和费用水平可以粗略推算发生在医疗机构的视觉医疗支出，残疾人事业年鉴和民政统计年鉴的项目收益人次和项目预算信息是计算视力缺陷产生的康复成本的关键。在家户调查数据方面，我们利用的家户调查数据来自 CFPS 2012。和视觉健康相关的调查数据相比，虽然 CFPS 关于视觉健康的信息只有中心远视力检测，但能提供更为丰富的社

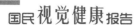

会经济背景信息,在计算医疗成本和劳动参与损失方面会更为精确。

2. 确定准确的成本参数和患病人数

第二步,是根据数据可得性和数据质量,利用不同的统计手段和分析工具,确定准确的成本参数和患病人数,这也是衡量视力缺陷社会经济负担的难点和重点。在我国,要研究视力缺陷的社会经济负担,其难度接近"无米之炊"。尽管我国是眼疾大国,近视眼更是"国病",但全国范围内的视觉健康调查数据却十分缺乏:首先,我国仅有的两次全国残疾人抽样调查数据,关注的主要是功能性的视觉残疾,对重度视力缺陷和失明的患病情况会有较为准确的统计,但是会严重低估轻度和中度视力缺陷的发病情况。其次,从1993年开始每隔五年进行一次的全国卫生服务利用情况调查,虽然有与眼科相关的医疗成本和发病数据,但是关注的主要是病理层面的眼疾,没有相关的视力缺陷信息。最后,虽然不乏地域性或者特定人群的流行病调查,如2006年开展的全国9省50岁以上老人流行眼病调查和地区性的少年儿童屈光状态调查等,但由于缺乏相应的成本信息,这些研究提供的发病参数只能作为参考而无法直接引用或者计算。

基于成本类型,结合数据可得性,分别估计不同类别成本的患者人均负担,然后结合前面估计的患病率数据推算全国总体情况。核心的成本参数估计如下:

(1)医疗成本。一方面,就医成本用计量方法分析CFPS数据,估计出视力缺陷人群与无视力缺陷人群的人均医疗支出差额;另一方面,配镜成本根据眼镜行业的宏观数据估计眼镜的平均价格,同时利用文献中的数据估计配镜率和人均每年配镜次数。

(2)康复成本。利用民政年鉴数据,加总各类康复成本。

(3)生产力损失。用计量方法分析CFPS数据,估计出中重度视力缺陷者的年均劳动收入损失,加上基于《中国残疾人事业统计年鉴(2013)》数据和《中国人力资源和社会保障年鉴(2013)》推算得到的失明人士和重度视力缺陷者的就业收入损失。

(4)伤残生命调整年。利用 WHO 文献确定调整的权重参数。

3.计算各类成本并加总得到总成本(负担)

原理如下:

单项成本=该类成本参数×相应的患病人群×调整权重

从患病率和成本参数的测算过程来看,我们的研究是非常稳健的。首先,是患病率的测定。由于本书估算关注的是功能层面的视力缺陷而非病理维度的视力缺陷,考虑的是按照视力缺陷程度划分的人群总体的患病情况。其次,是成本参数的测算。相比直接比较不同人群的均值,利用 CFPS 数据进行回归分析可以进一步剔除人群在其他方面的异质性所导致的均值差异,从而得到更为精确的成本参数。但是,CFPS 虽能够刻画轻度和中度视力缺陷以下的发病情况,却无法进一步识别重度视力缺陷和残疾;而残疾人抽样调查数据对于重度视力缺陷和残疾虽然会有比较好的度量,但是会严重低估中度视力缺陷和轻度视力缺陷。因此,CFPS 的患病率和分析得到的成本参数虽然能够很好地用于医疗成本和劳动参与损失推算,但 CFPS 的患病率并不适用于计算 DALY。在计算 DALY 时,我们除了直接使用残疾人调查数据的患病率,也计算了在综合 CFPS 的中低视力缺陷患病率和残疾人普查的重度视力缺陷与盲症的患病率的情形下 DALY 的取值。

二、医疗成本与康复成本

本书所计算的医疗成本包括医院内直接治疗视力缺陷的诊疗费

用、治疗由视力缺陷而引发的其他症状的额外成本和在医院外的眼镜商店的配镜费用(验光的价格包含在配镜价格中)。之所以把配镜成本单列,是由于在我国因观念所致,眼镜并未被视作医疗产品而是被视为普通商品,因而家户调查中的医疗支出调查并不包含眼镜支出。而在计算直接医疗成本时,我们同时考虑了使用 CFPS 回归分析的推算结果和使用《中国卫生统计年鉴(2013)》的推算结果,以保证结果的稳健性。

(一)发生在医疗机构的医疗成本

1. 由于视力缺陷导致的总医疗成本——基于 CFPS 的估算

现有眼科学文献中大多采用基于微观调查数据和计量回归方法来估计视觉健康问题所引致的直接医疗成本①。微观调查数据的优势是信息量大,有较高的代表性,便于与计量回归方法相配合以检验不同设定的稳健性。计量回归方法的优势是设定灵活,估计和检验的方法多样,应用广泛,有各种成熟的软件可以利用。

本书采用我国家庭面板研究(China Family Panel Studies)的2012 年数据集。采用最小二乘法(Ordinary Least Square,OLS)和两部模型(Two-part Podel,TPM)方法估计了不同程度视力缺陷所引致的直接医疗成本。最小二乘法是回归分析中最常用、最简单的分析方法,可以给人以直观的结果呈现;而两部模型方法是卫生经济学中用于医疗费用支出分析最适用的计量分析方法,可以有效刻画医疗费用截断分布,使得结果更加客观准确。最后我们计算的时候采取的成本参数来自两部模型的估计结果。

---

① 比如,Frick et al.,2007 在 *Archives of Ophthalmology* 上所发表的"Economic Impact of Visual Impairment and Blindness in the United States"一文。

所用计量模型为：

$$MedExp = X\beta + D\gamma + \varepsilon$$

其中，被解释变量 $MedExp$ 是个人医疗支出，不论这个支出能否报销，其单位是未经通胀调整的人民币（元）。X 是需要控制的个人特征变量，包括年龄、性别、自报告健康水平、民族（是否汉族）、政治面貌（是否党员）、居住地（是否城市居民）、就业情况（是否就业）、家庭收入水平、家庭净资产、教育水平、参与医疗保险类型、婚姻状况（是否结婚）、家庭人口数和省份虚拟变量等。ε 代表其他未被观测到的、影响医疗费用但与个体是否存在视力缺陷无关的变量。D 是关键解释变量，代表该个体是否存在视力缺陷（裸眼远视力 <0.8①）。构造这一计量模型的目的在于估计变量 D 的系数 γ，该系数反映了在其他条件相同的情况下，视力缺陷者与视觉健康者之间的医疗费用差异。

表 5-1 显示了不同设定下视力缺陷带来的医疗成本。表中前三列是 OLS 的估计结果，其中第（1）列是在没有控制任何其他变量情况下的估计结果，第（2）列是控制了除省份虚拟变量外其他控制变量的估计结果，第（3）列是增加控制了省份虚拟变量的估计结果，第（4）列是 TPM 估计结果。通常情况下，第（1）列的回归结果是不能令人满意的，原因在于患有视力缺陷的人群与正常人群在很多其他特征方面有系统性的差异。回归分析中增加控制变量可以消除这类影响。比较两部模型与最小二乘法的估计结果，可以核实估计结果的可靠性。不论轻度视力缺陷还是中重度视力缺陷，其估计值相差不大即表示估计结果稳健。

---

① CFPS 问卷采取国际标准视力表，为大小不同开口方向各异的"E"字所组成；测量从 0.1—1.5（或从 4.0—5.2）；每行有标号。被检者的视线要与 1 的一行平行，距离视力表 5米。

表 5-1　利用 CFPS 估计的医疗费用参数

	(1) OLS	(2) OLS	(3) OLS	(4) TPM
VD(VA<0.8)	423.9***	171.0***	131.2**	122.7*
	(7.17)	(2.78)	(2.12)	(1.52)
是否有控制变量	No	Yes	Yes	Yes
样本容量	19 900	16 927	16 924	16 923

注:括号内为 t 统计量, * 表示 $p<0.10$, ** 表示 $p<0.05$, *** 表示 $p<0.01$ 。

可以看到,与没有视力缺陷的人群相比,视力缺陷人群平均多支付 423.9 元的医疗开支。在控制了一系列变量后,这些估计值不同程度地下降了 171.0 元、131.2 元、122.7 元,而同时基本保证了统计上的显著性。出于稳健性的考虑,我们在计算总的医疗成本的时候采取的是 122.7 这一参数。

2. 由于视力缺陷导致的直接医疗成本——基于统计年鉴的眼科数据服务量估算

计算视力问题引起的医疗费用,还可以利用医疗机构相关费用的数据与诊疗服务量的数据。这类方法的原理是:

医疗成本=眼科门诊人次×眼科门诊次均费用+眼科住院人次×眼科住院次均费用

考虑到数据可得性,在诊疗人次方面,我们使用的是实际数据。但在次均费用数据方面,我们基于历史情况做了相应假定。

根据《中国卫生统计年鉴(2013)》,我国 2012 年度按眼科病种计算的门诊数为 81 258 334 人,出院数为 3 098 667 人;门诊人均医药费用为 192.5 元、住院人均费用为 6 980.5 元(见表 5-2)。根据 1998 年卫生服务调查的结果,全病种的人均医药费用、人均住院费用与眼科单列的人均费用相近,因此本书使用人均住院费用与当年眼科出院人数相乘得出了眼科相关疾病住院个人负担的总费用,人均门诊医药费用与当年眼科门诊就诊人数相乘得出了眼科相关疾病个人负担的门诊费用,两者加总得到 2012 年眼病造成个人负担的总费用,共计 37 272 474 288.50 元。

表 5-2　医疗成本

类别	医疗成本		
	CFPS 计算的总医疗支出①	卫生统计年鉴计算的直接医疗支出②	视力缺陷导致的间接医疗成本
人数(次)(百万)	345.44—351.28③	门诊数 81.26	出院数 3.10	245.44—351.28
人均负担(元)	122.7	门诊人均医药费用 192.5	住院人均费用 6 980.5	14.55—16.87
总成本(百万元)	42 385.5—43 102.1	37 272.47		5 113.02—5 829.59
GDP 占比(%)	0.0816—0.0830	0.0718		0.0098—0.0112

注:(1)视力缺陷导致的间接医疗成本=CFPS 计算的总的医疗支出-卫生统计年鉴计算的直接医疗支出;

(2)视力缺陷导致的间接医疗成本的人均负担=视力缺陷导致的间接医疗成本/视力缺陷人数。

需要说明的是,利用统计年鉴计算出来的医疗费用,出于两个原因,往往会低估实际的医疗支出。一方面,有相当一部分患者在发生眼疾的时候不一定会去医疗机构就诊,可能会直接购买药物来进行

①　采用计量回归的方法,分别使用最小二乘法和两部模型进行估计,经过比较后选用了控制各种变量的最小二乘法所得参数作为人均直接医疗成本,和患病人数相乘,得出直接医疗总成本。

②　利用人均门诊费用和眼科门诊人数相乘得出门诊费用,同理算出眼科住院费用,进行加总。

③　见第三章第三节的估算结果。

治疗,这部分费用会体现在 CFPS 的计算中,但不会体现在统计年鉴的统计中。另一方面,眼疾会引发一些其他医疗状况,比如因为视力不好而摔倒或者误服药物等等,这也会造成医疗成本,但同样不会体现在统计年鉴统计的眼科就诊情况中。因此,统计年鉴计算出来的医疗费用可以作为眼疾造成的直接医疗支出的一个相对较为保守的估计。

(二)近视与老视的配镜成本

近视和老视的配镜成本需要分别计算。原理上,配镜成本的计算公式如下:

配镜成本 = 应配镜人数 × 配镜率 × 年均配镜架次 × 眼镜平均单价

其中,应配镜人数是基于第四章第二节估算得到。这里需要说明的是配镜率、年均配镜架次和眼镜平均单价这三个参数的确定。

1. 近视的配镜成本

首先,我们利用文献中的参数来确定配镜率。目前,可得的文献大多是地域性的、针对特定人群的调查,我们选取了社会经济发展水平处于 2012 年全国中等水平的地区作为研究对象。在济南地区,2011 年近视的中小学生的配镜率为 59.35%(郭建莲,2011)。在计算 25 岁以下人群的配镜率时,本书都使用这一参数。在上海宝山区,2009 年 60 岁以上近视的成年人的配镜率为 48.85%(Zhu M. et al.,2013)。我们用这一参数来模拟全国 25 岁以上成年人的配镜率[①]。

---

① 从数量级来看,使用上海宝山区 60 岁以上老人配镜率的数据会比较接近全国的实际情况。一方面,由于学习和工作环境差异,60 岁以上老人的配镜率可能低于 25 岁以上 60 岁以下人群的配镜率,存在低估的可能。另一方面,上海地区社会经济水平远高于全国平均水平,60 岁以上老人的配镜率也会相应高于全国平均水平,存在高估的可能。综合考虑,2009 年上海老人的配镜情况会比较接近 2012 年全国 25 岁以上成年人配镜率的实际情况。

其次,我们需要确定一个人的年均配镜架次。专家推荐成年人2—3 年更换一次眼镜(陈梅珠,2007)。但从诸多文献来看,由于人们对定期更换眼镜的相关知识了解较少,近视眼镜佩戴者很少做到 2年一换。我们将成年人的配镜频率设为 3 年一换。未成年人理论上应该 0.5—1 年更换一次眼镜,但从实际情况来看,1—1.5 年一换是比较普遍的情况。我们将未成年人(16 岁以下)的配镜频率设为 1.5年一换。

最后,我们根据行业数据调研来确定配镜单价。基于眼镜市场销售总额与不同价格区间的眼镜销售数量,加权计算得到每副眼镜的平均单价为 455 元。

2012 年 5 岁以上近视人群中,已配镜人数在 1.91 亿—2.63 亿人之间,配镜人群每年配镜 1.02 亿—1.17 亿架次,配镜年成本在 464.20亿—532.27 亿元之间。

屈光不正的配镜成本见表 5-3。

表 5-3 2012 年屈光不正的配镜成本

	6—15 岁①	16—24 岁②	25—49 岁③	≥50 岁④	>5 岁合计
近视患病率(%)	46.64	54.9—79	29.70	26.70	35.16—39.21
近视患者的配镜率(%)	59.35	59.35	48.85	48.85	43.62—49.27
佩戴近视眼镜比率(%)	27.68	32.6—46.9	14.51	13.04	21.14

---

① 上限取值来自石一宁(2012),下限取值来自郭建莲(2011)。
② 屈光不正、近视患病率、高度近视和远视患病率的区间,取值来自吴建峰等(2014);低度近视和中度近视患病率的区间,取值来自王理理等(2007)。
③ 数据来自 Liang Y. B. et al.(2009)。
④ 同上。

（续表）

	6—15 岁	16—24 岁	25—49 岁	≥50 岁	>5 岁合计
总人口（百万人）	149.1	209.3	546.5	337.7	1 242.6
近视人数（百万人）	69.5	114.9—165.3	162.3	90.2	437.0—533.3
远视配镜人数（百万人）	41.25	68.19—98.11	79.28	44.06	190.62—262.79
配镜成本（副/元）	455	455	455	455	455
年均配镜次数	0.66	0.5	0.33	0.33	
配镜总成本（百万元）	12 387.38	15 513.33—22 320.03	11 903.89	6 614.11	46 420.10—53 226.90

2. 老视镜的配镜成本

配镜率的数据来自 CHARLS 2013 年的调查数据,配镜单价参数来自北京市顺义区成年人抽样调查数据(李洁,2012)。专家推荐中老年人老视镜应该 3—5 年一换。考虑到我国老视患者配镜率较低,相关健康意识落后,我们将老视镜的配镜频率设为 5 年一换。

2012 年我国 40 岁以上成年人中,患有老视且已配镜人数在 1.6 亿人左右,老视镜配镜人群年均配镜架次约为 3 215 万次,老视镜的年均配镜成本约为 23.62 亿元。

老视配镜成本见表 5-4。

表 5-4 老视配镜成本

年龄分组	40—49 岁	50—59 岁	60—69 岁	70—79 岁	80 岁以上	合计
配镜率(%)	15.30	28.61	36.07	31.31	14.90	28.30
总人口（百万人）	230.35	160.07	99.78	56.82	20.99	568.01

年龄分组	40—49 岁	50—59 岁	60—69 岁	70—79 岁	80 岁以上	合计
配镜人数（百万人）	35.24	45.80	35.99	17.79	3.13	160.75
配镜单价（元）	85.62	85.62	85.62	85.62	85.62	85.62
年配镜次数	0.20	0.20	0.20	0.20	0.20	0.20
配镜成本（百万元）	603.51	784.21	616.30	304.64	53.56	2 352.22

（三）低视力与盲人的康复成本

VA<0.3 的人群还会产生康复成本。本书根据《中国残疾人事业统计年鉴（2013）》提供的视力康复类型进行了计算[1]。结果显示，低视力配用助视器者 117 214 人，培训低视力儿童家长 36 541 人，训练盲人定向行走 119 844 人，雇用盲人定向行走训练指导师 5 123 人。根据《残疾人辅助器具基本配置目录》，眼镜式助视器的价格为 200 元，总支出约为 2 344 万元。根据《2012 年度人力资源社会保障事业发展统计公报》，当年城镇非私营单位就业人员年平均工资为 46 769 元，而雇用盲人定向行走指导师的工资约为 2.396 亿元。由于低视力儿童家长培训和盲人定向行走训练主要是由残疾人联合会主办，这一部分费用包含在残联的预算之中；同时，这一部分估算数额较小，可以忽略。综合来看，我国 2012 年用于视力残疾康复的成本约为 11.67 亿元。

---

[1] 关于白内障复明手术。《中国残疾人事业统计年鉴（2013）》中报告 2012 年全国白内障复明手术 795 932 例（其中贫困白内障患者免费手术 334 162 例），且根据我国残疾人联合会《十二五期间"百万贫困白内障患者复明工程"项目管理方案》中提供的"中央财政补助手术经费"，2012 年每一例白内障手术的成本估计为 800 元，由此可得全国白内障复明手术的费用约为 6.367 亿元（其中免费手术费用为 2.673 亿元）。但是这笔费用已经包含在 CFPS 的计算结果或者基于卫生统计年鉴医疗机构的统计数据中，因此需要从康复费用中予以剔除。

三、劳动参与损失(18 岁以上)

视力缺陷会通过参与效应和生产率效应这两个渠道来影响劳动者的劳动参与。参与效应,即视力缺陷程度是否直接影响该个体进入或者退出劳动力市场。例如,像驾驶、飞行、化工行业等对视觉健康均有一定要求,视力缺陷严重至一定程度则不能从事这些行业。生产率效应,即视力缺陷虽然不影响该个体是否进入或者退出劳动力市场,但是会降低工作效率。例如,由于视物障碍而导致工作速度变慢、操作失误率提高等。

我们通过如下方法来估计视力缺陷导致的劳动参与损失:

首先是劳动参与损失的度量,我们用个人层面劳动收入的下降来衡量劳动参与损失。需要强调的是,视力缺陷不仅会造成个人层面的劳动参与损失,也会造成宏观层面的生产率损失。但是,此处计算的劳动参与损失,仅仅是基于视力缺陷在个人层面造成的经济损失。由于数据质量所限,我们没有计算由于个人视力缺陷而导致的非个人层面的生产率损失。

其次是数据样本和估算方法。我们把样本限定在 18 岁以上人群,即研究对象是已经进入劳动力市场的视力缺陷人群的劳动参与损失。根据视力缺陷的程度,我们先估算了能够进入劳动力市场但是存在轻度或者中度视力缺陷的人群的劳动参与损失,然后估算因为严重的视力缺陷而退出劳动力市场的人群的劳动参与损失。我们采取的估算方法是利用 Heckman 两步法,先对 CFPS 数据进行回归,得到视力缺陷人群相比视力正常人群的劳动参与损失参数,然后乘以劳动参与率和各视力缺陷人口数(作为权重),加总得到总体的劳动参与损失。

在计算出总体的劳动参与损失的基础上,我们还进一步计算了未矫正的轻度、中度视力缺陷导致的劳动参与损失区间。由于 CFPS 数据本身并未包含受访者本身是否已经进行视力矫正的信息,无论是总体层面的劳动参与损失,还是个体层面的劳动参与损失参数,实质上都相当于已经矫正的视力缺陷者的劳动参与损失与未矫正的视力缺陷者的劳动参与损失的加权和。我们利用数值模拟方法,基于全国层面视力缺陷人群已矫正率等宏观层面的参数,估算了未矫正的视力缺陷导致的劳动参与损失,以及可避免的劳动参与损失(即通过矫正可予以消除的损失)。估算结果见表 5-5。

表 5-5　成年人劳动参与损失

损失/收益	已造成的当年劳动参与损失[①]			可避免的当年劳动参与损失
人群	轻度、中度视力缺陷者的劳动参与损失	未矫正的视力缺陷者[②]	重度、失明人群退出劳动力市场的损失	未矫正的轻度、中度视力缺陷者
人口(百万人)	286.30	157.80	5.09	157.80
劳动参与(退出)率[③](%)	71.3	71.3	52.3	71.3
人均损失(元)	2 517.9	2 955—4 221	28 752	955—3 721
总成本(百万元)	513 883.7	332 471.2—474 910.6	76 539.84	107 448.4—418 654.90
GDP 占比(%)	0.9894	0.6400—0.9142	0.1473	0.2068—0.8059

----

① 轻度、中度视力缺陷者利用 Heckman 两步法得出人均工资差距,与患病人数相乘得出总成本;重度视觉损害和失明则考虑视力问题造成的额外失业率,并结合患病人数平均工资得出相应劳动参与损失。

② 基于参数设定的模拟结果,我们模拟计算了已矫正的视力缺陷者人均劳动参与损失在 500—2 000 元之间的情形。

③ 劳动市场退出率来自本书推算;劳动参与率数据来自世界银行,见 http://data.worldbank.org/indicator/SL.TLF.CACT.ZS/countries/CN? display=graph。

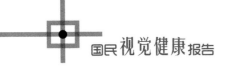

（一）轻度与中度视力缺陷者的劳动参与损失

视力缺陷影响人的行为活动能力，进而损害生产效率，这会反映在人们的劳动回报的下降上，因而我们可以通过估计视力缺陷者与视觉健康者的工作收入的差距，来衡量视觉缺陷导致的劳动参与损失。和估计直接医疗成本方法类似，此处同样是采用计量回归分析方法，关键解释变量依然采用前面构建的轻度视力缺陷和中度视力缺陷虚拟变量，控制变量包含了年龄、性别、居住地（是否城市居民）、婚姻状况（是否结婚）和省份等虚拟变量，但被解释变量变为个人劳动收入。回归分析采用了最小二乘法和 Heckman 两步法。由于回归分析的被解释变量是工资收入，而个人工资收入存在自主选择是否就业的问题，处理这种选择性偏差适宜用 Heckman 两步法（Heckman et al.，1979）。

运用 Heckman 两步法估计视觉健康问题的劳动参与损失是本书的难点。该方法将个人工资收入方程分解为两步：第一步是有关是否就业的选择方程，第二步是一旦选择就业后的收入方程。为了识别出是否存在选择性偏差，以及估计出控制了选择性偏差后对关键解释变量的影响，需要找到一个变量，作为第一步选择方程的解释变量而不能作为第二步工资收入方程的解释变量。本书构造的辅助变量是在样本中的每个人所在家庭的总劳动收入减去这个人的个人劳动收入后，再除以家庭人口数。这个变量能够反映其他家庭成员经济能力的强弱，我们认为其对一个人是否选择就业有因果性的影响，而对这个人一旦选择就业所得到的劳动报酬没有因果性的影响，满足 Heckman 两步法的识别条件。

表 5-6 的第（1）列是最小二乘法估计的结果，第（2）列是 Heckman 两步法估计的结果。我们可以清楚地看到,没有控制选择性偏差的最小二乘估计虽然发现视力缺陷对收入有显著的负影响,但是控制了选择性偏差后,这个负面的影响变得更大了。Heckman 两步法估计结果表明视力缺陷人群平均每年少收入 2 517.9 元以上。与之相对应的劳动参与损失是非常巨大的。2012 年全国 16 岁以上成年人中约有 2.86 亿人存在轻度或者中度视力缺陷问题,其中约有71.3% 的人群已经进入劳动力市场①,假设每位患者较正常人群少收入 2 517.9 元,那么合计此类视力缺陷患者较正常人会少收入 5 139.88亿元,约占当年名义 GDP 的 0.9894%,接近 1%!这只是全国患者一年的潜在损失。如果考虑到患者终身的潜在损失,那么损失无疑将更大②。

表 5-6　轻度与中度视力缺陷者的劳动参与损失

	(1) OLS	(2) Heckman
VD(VA<0.8)	- 1 357.2***	- 2 517.9*
	(- 3.37)	(- 1.76)
是否包括控制变量	Yes	Yes
样本观测值	17 395	17 167

注:括号内为 t 统计量: * 表示 $p<0.10$, ** 表示 $p<0.05$, *** 表示 $p<0.01$。

另外,2012 年全国城镇居民家庭人均可支配收入约为 24 565元,农村居民家庭人均纯收入为 7 917 元。视力缺陷造成的收入损失分别占到 10.2% 和 31.8% 以上。可见,治疗或者矫正存在视力缺陷人群的视力可以大幅提升相关人群的收入水平。

---

①　数据来自世界银行,见 http://data.worldbank.org/indicator/SL.TLF.CACT.ZS/countries/CN? display = graph。

②　如果拥有有关视力缺陷人群的跨年可比数据,就有可能发现剔除经济景气循环造成影响之后的相应潜在损失的年龄影响(age profile)。基于主观贴现率的若干假设,不难得出罹患视力缺陷人群的终身影响。

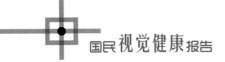

（二）重度缺陷和失明人群的劳动参与损失

为了计算重度视力缺陷和失明人群的生产力损失,本书采用了2006年第二次全国残疾人抽样调查结果和城镇登记失业率的数据,并结合了人均工资和重度视力缺陷、失明对应的人数,来估算重度视力缺陷和失明造成的额外失业。

首先是推算额外失业率。第二次残疾人抽样调查将视觉残疾划分为四个等级,采用的是最佳矫正视力,如果将其中三级残疾与本书的重度视力缺陷相对应,一级和二级残疾与本书的失明相对应,可以划定一个下限,故本书对一至三级视觉残疾的潜在生产力损失进行保守估计。根据抽样调查结果,所有视觉残疾人群中有 16 968 人未工作,扣除在校 70 人、离退休 2 366 人和料理家务 4 843 人,得到失业人数共计 9 689 人。调查结果没有按伤残等级公布失业视觉残疾人的分布状况,但公布了相应领取救济金的人数（一级 978 人,二级 242 人,三级 214 人,四级 939 人）。假设领取救济金的人数与其失业人数存在对应关系,我们利用分布比例,推算出伤残等级为一级、二级、三级的失业人数共计约 5 855 人,占受访视觉残疾人数的 43.5%（抽样调查结果显示,我国视力残疾人数约为 1 269.2 万人,则可估算出重度视力缺陷和失明约有 552.5 万人）。利用这一失业人数和三个伤残等级的视觉残疾人数,可得出失业率为 56.4%（由于这里分母使用的是调查人口数而非劳动力数量,这一数字很可能仍是低估的结果）。对比我国 2012 年城镇登记失业率（4.1%）可得,重度视力缺陷和失明人群的失业率比普通人群高出 52.3%。

根据《2012 年度人力资源社会保障事业发展统计公报》,当年全国城镇非私营单位就业人员年平均工资为 46 769 元,私营单位就业人员年平均工资为 28 752 元。如果采用年平均工资 28 752 元这一数字进行保守估计,我国重度视力缺陷和失明人群一年的潜在生产力损失约为 830.78 亿元。

(三)关于未矫正的视力缺陷导致的劳动参与损失

由于 CFPS 数据本身并未包含受访者本身是否已经进行视力矫正的信息,无论是总体的劳动参与损失,还是个体层面的劳动损失参数,实质上都相当于已经矫正的视力缺陷者的劳动参与损失与未矫正的视力缺陷者的劳动参与损失的加权和。我们利用数值模拟方法,基于全国层面视力缺陷人群已矫正率等宏观层面的参数,估算了未矫正的视力缺陷导致的劳动参与损失。

推导过程与计算原理如下:

给定年龄在 18 岁以上的视力在 0.1 以上的劳动年龄人口,把人群分为三类,分别是:(1)没有视力缺陷人群;(2)视力缺陷人群中已经矫正屈光不正的人群;(3)视力缺陷人群中,除已经矫正屈光不正的人群之外的人群。

设定如下参数:L,表示视力缺陷人群的劳动参与人口;δ,表示视力缺陷人群,相比没有视力缺陷的人群,其平均的劳动参与损失;δ_1,表示患有屈光不正且已矫正的视力缺陷人群,相比没有视力缺陷的人群,其平均的劳动参与损失;δ_2,表示视力缺陷人群中,除已经矫正屈光不正的人群之外的人群,相比没有视力缺陷的人群,其平均的劳动参与损失;ρ_1,表示视力缺陷人群中患有屈光不正的人群的比例;r_1,表示屈光不正的人群中已矫正的比例;e,表示视力缺陷人群的总体劳动参与率;e_1,表示患有屈光不正且已矫正的视力缺陷人群的劳动参与率;e_2,表示视力缺陷人群中,除已经矫正屈光不正的人群之外的人群的劳动参与率。

假设总体的劳动参与损失为 Δ,则有:

$$\Delta = \delta e L$$

即总体层面视力缺陷人群的劳动参与损失等于个体层面的平均劳动参与损失乘以视力缺陷人群的劳动参与人口。

设视力缺陷人群中,已经矫正屈光不正的人群的劳动参与损失为 Δ_1,可以表示为:

$$\Delta_1 = \delta_1 (L \rho_1 r_1) e_1$$

设视力缺陷人群中,除已经矫正屈光不正的人群之外的人群的劳动参与损失为 Δ_2,可以表示为:

$$\Delta_2 = \delta_2 [L(1-\rho_1 r_1)] e_2$$

由 $\Delta = \Delta_1 + \Delta_2$,即总体的劳动参与损失等于不同类型视力缺陷人群的劳动参与损失之和,可推知:

$$\delta_1 \rho_1 r_1 e_1 L + \delta_2 (1-\rho_1 r_1) e_2 L = \delta e L$$

假设 $1: e_1 = e_2 = e$,即视力缺陷人群的劳动参与率在矫正人群和未矫正人群之间相同。其必要性和合理性在于:(1)缺乏关于矫正人群和未矫正人群的劳动参与率的数据统计;(2)视力范围在 0.8—0.1 之间的人群,视力缺陷并不会严重至直接致盲,是否矫正本身对于劳动参与决策影响并不大。

假设 $2: 0 \leq \delta_1 < \delta \leq \delta_2$,即视力矫正者的劳动参与损失低于视力缺陷人群总体的平均值,未接受矫正措施的视力缺陷者的劳动参与损失高于视力缺陷人群总体的平均值。这一假设的合理性在于:接受视力矫正后,视力缺陷患者的视物能力能得到适当恢复,其劳动生产率也会相应上升,从而其劳动参与损失会低于完全不矫正的情况。

从而,我们得到关于 δ_1、δ_2 和 δ 的如下简化关系式:

$$\delta_1 \rho_1 r_1 + \delta_2 (1-\rho_1 r_1) = \delta$$

为简化起见,记 $\theta = \rho_1 r_1$,则有:

$$\Delta_2 = \delta_2 [L(1-\rho_1 r_1)] e_2 = e \delta L - \theta e \delta_1 L$$

那么,给未矫正的人群提供矫正措施带来的收益,即劳动参与损失的减少,记为 B,则可以表示为:

$$B = e(1-\theta)(\delta_2 - \delta_1)L = e\delta L - e\delta_1 L$$

已知 $L = 286.34$,$e = 71.3\%$,$\rho_1 = 0.937$,$r_1 = 48.85\%$,$\delta = 2\,517.9$,$\theta = 0.4577$,我们用数值模拟来分析未矫正的视力缺陷导致的劳动参与损失。

我们模拟并且计算了 δ_1 在 0 至 2 000 之间取值的情况,如表 5-7 所示。如果经过矫正,视力缺陷患者的劳动收入损失为 0,那么我们计算出的 5 139.83 亿元劳动参与损失,可以认为全部是由未矫正的视力缺陷造成的。换而言之,给未矫正的人群提供矫正带来的收益将高达 5 139.83 亿元。如果矫正本身不能完全消除视力缺陷对患者劳动参与的负面影响,未矫正的视力缺陷导致的劳动参与损失将会低于 5 139.83 亿元。即便如此,为未矫正的视力缺陷患者提供矫正治疗,能够带来的收益也是非常可观的。

如果能将矫正后的视力缺陷者的平均劳动收入损失控制在 500 元—1 000 元之间,则进行矫正带来的平均劳动参与损失的减少值在 2 799 元—3 721 元之间,给未矫正人群提供矫正措施带来的收益将在 3 098.52 亿元到 4 119.18 亿元之间。换而言之,有 3 098.52 亿元到 4 119.18 亿元之间的劳动参与损失是可以通过提供矫正措施予以避免的。

表 5-7　未矫正的视力缺陷导致的劳动参与损失(数值模拟结果)

参数: 已经矫正的视力缺陷者的平均劳动收入损失(元)	模拟结果 1: 未矫正的视力缺陷导致的平均劳动参与损失(元)	模拟结果 2: 可避免的人均劳动参与损失(元)	模拟结果 3: 未矫正的视力缺陷导致的劳动参与损失(亿元)	模拟结果 4: 可避免的劳动参与损失(亿元)
0	4 643.002	4 643.002	5 139.84	5 139.84
250	4 432.003	4 182.003	4 906.26	4 629.51

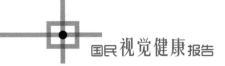

（续表）

参数： 已经矫正的视 力缺陷者的平 均劳动收入损 失（元）	模拟结果 1： 未矫正的视力 缺陷导致的平 均劳动参与损 失（元）	模拟结果 2： 可避免的人 均劳动参与 损失（元）	模拟结果 3： 未矫正的视 力缺陷导致 的劳动参与 损失（亿元）	模拟结果 4： 可避免的劳 动参与损失 （亿元）
500	4 221.003	3 721.003	4 672.68	4 119.18
750	4 010.003	3 260.004	4 439.10	3 608.85
1 000	3 799.004	2 799.004	4 205.63	3 098.53
2 000	2 955.006	955.0063	3271.21	1057.20

四、生命质量损失

本节我们将使用 DALY 计算我国因视觉健康问题导致的社会福利损失。DALY 是用于衡量人群总体因为疾病或伤害导致死亡或影响生命质量带来的负担（Burden of Disease）的一种指标，是社会的无形成本。DALY 为政策制定提供了一致的可比较的疾病负担依据，是目前使用范围最广、认可度最高的疾病负担评价指标。WHO 使用 DALY 对全球疾病负担（Global Burden of Disease）进行测算，并用于疾病风险分析。

（一）计算原理与关键参数

DALY 自 1993 年由世界银行提出后，被政策界、学术界广泛传播和使用，其计算方法也经过了多次变化和修正[1]。最新的 DALY 方

---

[1] WHO 在《methods and data sources for global burden of disease estimates 2000-2011》（估算全球疾病负担的方法和数据来源 2000—2011）中指出："因为这些（关于 2000—2011 年全球疾病负担的）估算不仅采用了新的数据，还使用了 GBD 2010 的研究结果，而后者出于诸多原因对估算方法进行了实质性的修改。所以这些关于 2000—2011 年的估算结果与 WHO 关于 2004 年及以前（全球疾病负担）的估算结果是不可直接比较的。"

法是基于比尔和梅琳达·盖茨基金会的支持,联合 WHO、哈佛大学、约翰·霍普金斯大学、昆士兰大学进行的全球疾病负担 2010(Global Burden of Disease, GBD 2010)的研究,其多项成果发布于《柳叶刀》期刊上。2013 年,WHO 全球健康测评(Global Health Estimate, GHE)组织对 GBD 2010 方法进行了修正,并按照新的方法报告全球 DALY。相比旧方法,新方法简化了计算步骤,使之更加客观、容易理解,让 DALY 的内涵从社会经济的意义偏向于健康生命的意义。

1. 计算 DALY

DALY 由 YLL 和 YLD 两部分组成:DALYs = YLLs+YLDs。其中,YLL 描述的是因疾病或伤害而失去生命带来的损失(Years of Life Lost),YLD 描述的是因疾病或伤害导致健康下降带来的损失(Years Lived with Disability)。DALY 则是综合考虑死亡和伤残病痛带来的损失。以 DALY 作为计量单位,一个 DALY 代表着损失了一个健康生命年。

对于具体年份(t)的 DALY,针对具体的病因(c),在计算时需区分性别(s)、年龄(a):

$$DALY(c,s,a,t) = YLL(c,s,a,t) + YLD(c,s,a,t)$$

其中,$YLL(c,s,a,t) = N(c,s,a,t) \times L(s,a)$。$N(c,s,a,t)$ 是给定年份、性别和年龄,由于病因 c 导致的死亡人数;$L(s,a)$ 是对于给定的年龄和性别的人,平均预期还应该继续存活的年份,由 WHO《计算 YLL 的标准生命表》(Standard Life Table for Years of Life Lost)提供,以 2050 年全球健康水平为标准。

YLD 的计算则是基于患病率来展开(WHO 全球健康测评明确表示新的 DALY 计算方法将采用根据患病率计算的方法):

$$YLD(c,s,a,t) = P(c,s,a,t) \times DW(c,s,a)$$

其中，$P(c,s,a,t)$是给定年份、性别和年龄，疾病（c）的患病人数。

本节要计算的是由于视觉健康问题导致的DALY。由于视觉健康问题通常不会直接致死，所以视力缺陷一般不会带来YLL，因而我们只需考虑YLD。由患病率计算方法我们可知，计算YLD需要知道伤残权重（DW）和患病人数（P）。在前面的计算中，我们已经估算了各类视力缺陷的患病人数。此处再对DW的确定加以说明，我们关注的视力缺陷的伤残权重见表5-8①。WHO全球健康测评根据旧的DALY方法（即EQ5D调查方法）修订得到不同于GBD 2010的伤残权重。值得一提的是，WHO全球健康测评对GBD 2010计算DALY方法进行的最大的修正就是伤残权重（DW）。GBD 2010方法过于强调医疗系统的负担，而忽略了永久的功能性残障对患者日常生活的影响，尤其是视觉损害、听觉损害等，其伤残权重被过分低估。

表5-8　视觉损害伤残权重表

病因	GHE	GBD2010	原 DW
轻度视力缺陷	0.005	0.004	0.002*
中度视力缺陷	0.089	0.033	0.170
重度视力缺陷	0.314	0.191	0.430
失明	0.338	0.195	0.600

注：*表示WHO没有设定轻度视力缺陷的伤残权重（DW），在大量的使用原伤残权重（DW）的视力缺陷社会经济负担研究中一般取值0.002，如Gordois et al.（2012）等。

由于我们使用的基本数据CFPS 2012无法区分严重视力缺陷和失明，而两者伤残权重（DW）相近，为了可以计算结果，我们将这两

---

① 这些参数均来自WHO methods and data sources for global burden of disease estimates 2000-2011。

类人群合并,同时为了不至于高估结果,可以选用较低参数 0.314 作为合并人群的伤残权重(DW)。

2. 货币化 DALY

不同于前面所得货币化的结果,DALY 及其类似的无形效应通常鲜有转换为货币价值的(Juliane Köberlein et al.,2013)。WHO 也未有该方面的阐述,只是在政策评估中进行成本效果分析时(Cost-Effectiveness Analysis,CEA)会以人均 GDP 为标准进行比较。世界银行部分项目亦会采用人力资本的方法对发展中国家疾病负担进行评估。

但以美国、英国、加拿大、澳大利亚为代表的发达国家更多使用的是以支付意愿(Willingness to Pay,WTP)为核心的计算方法来实现 DALY 货币化。WTP 通常有两种方法:

第一种是支付意愿法。Hirth 通过社会调查得出美国对 1QALY/DALY 的支付意愿是 50 000 美元,即为获得 1 个健康生命年人们平均愿意支付的边际价格为 50 000 美元(Hirth R. A. et al.,2000)。Frick et al.(2007)和 John Wittenborn et al.(2013)援引了这一结果。

第二种是统计生命年价值(Value of a Statistical Life Year,VSLY),这也是较为流行的做法。VSLY 方法以统计生命价值(Value of a Statistical Life,VSL)理论为核心。VSL 理论被广泛应用于健康、职业危险、交通安全、环保等领域,其核心是通过微观社会调查,了解人们对安全可能性的支付意愿或者对危险可能性的接受意愿(Willingness to Accept,WTA),从而进行回归分析得出人群对生命的价值评估。本书使用的方法是 VSL。根据 Cruess et al.(2011),Roberts(2010),Frick(2010),Taylor(2006)等关于视觉损害社会经济负担的研究,VSL 可按照如下关系转化为 VSLY:

$$VSLY = VSL / \sum_{i=0}^{n-1} \frac{1}{(1+r)^i}$$

其中，n 一般取值为 40，表示平均剩余生命；r 为折现率，WHO 推荐使用 3%。然后可得货币化 mDALY，mDALY = DALY×VSLY。该公式的含义，是将人们对生命的支付意愿视作对生命年的支付意愿的累加，从而可以倒推出生命年价值，作为 DALY 的价格。

(二) 计算结果

1. YLD 与 DALY 的计算结果

基于文献提供的生命质量损害权重、第四章估计的视力缺陷患病人数，我们估算了 YLD，结果如表 5-9 所示。

表 5-9　我国远视力缺陷的 YLD 计算

病因	伤残权重 （DW）	患病人数 （P，百万人）	YLD （千个健康生命年）
轻度视力缺陷	0.005	239.95	1 199.75
中度视力缺陷	0.089	102.89	9 157.21
重度视力缺陷或失明	0.314*	5.09	1 598.26
全部视力缺陷	N/A	N/A	11 955.22

注 * 表示使用重度视力缺陷（Severe Visual Defect）的 DW 作为代表。

最后得到的全部视力缺陷的 YLD，即是我们所求的 DALY。即我国因视觉健康问题导致了 11 970 596 个 DALY。我们可以对比一下其他的 DALY 结果（见表 5-10）。

表 5-10　2012 年我国部分疾病负担 DALY 情况

内容	DALY（千个健康生命年）
我国视力缺陷（本书）	11 955
我国感知器官疾病（WHO） （包括听觉和严重的视觉损害等）	10 682

（续表）

内容	DALY（千个健康生命年）
我国非传染病（WHO） （不包括传染病和伤害）	286 469
我国所有病因（WHO）	1 384 770

我们估算的视力缺陷导致的 DALY 损失，比 WHO 估计的我国感知器官疾病（视觉、听觉）造成的损失要高。这是由于本书的估算考虑到了轻度视力缺陷与中度视力缺陷，而 WHO 并未将这一部分考虑在内。如果剔除轻度视力缺陷和中度视力缺陷导致的 DALY 损失，我们的估算结果是 9 161.66 千个 DALY。按照 WHO 的标准，视力缺陷造成的 DALY 损失占到了感知器官疾病带来的 DALY 的 85.76%。如果将视力缺陷的标准放宽至本书所使用的标准，有可能 99% 以上的感知器官受损造成的 DALY 是由于视力缺陷导致的。视力缺陷对生命质量的损失不容忽视。在非传染病这个类别的 DALY 损失中，视力缺陷导致的 DALY 损失的比例可以高达 4.17%。在所有的疾病造成的 DALY 总和之中，视力缺陷导致的 DALY 损失比例也高达 0.863%。

2. DALY 的货币价值

视力缺陷导致的生命质量损失，可以用 VSL 方法来折现。采用这一方法的关键在于确定 VLS 参数。我们援引已有的我国研究 VSL 的参数，取平均值，按照折现率 3% 来计算 VSLY。根据已有的文献，我国居民 VSL 的取值在 51.101 万—936.56 万元之间。由于这些文献来自不同的领域，其研究目的各异，我们去掉了最高值和最低值，最后得到平均值为 189.542 万元（见表 5-11）。将这一参数代入公式，即可得到 VSLY 为 7.961 万元。最后，将 DALY 转换为货币价值，为 9 517.55 亿元,占 2012 年 GDP 的比例为 1.8322%。

表 5-11　我国研究 VSL 情况

作者	年度	领域	价值(万元)	2012 年价值 (万元)[*]
Hua Wang et al.(2010)	2000	健康	76.500	109.071
刘文歌等(2013)	2011	交通	59.800	61.594
罗俊鹏等(2008)	2007	交通	51.300	59.471
徐晓程等(2013)	2012	环保	86.000	86.000
曾贤刚等(2010)	2009	环保	100.000	109.273
世界银行(1997)	1997	环保	32.800	51.101
彭小辉等(2014)	2012	职业	936.560	936.560
程启智等(2014)	2008	职业	582.380	655.474
钱永坤(2011)	2007	职业	212.126	245.912
平均(去掉最高和最低)				189.542

五、分析我国国民视力缺陷的社会经济负担

根据我们的保守估计,2012 年,各类视力缺陷导致的社会经济成本在 6 842.83 亿—6 910.90 亿元之间,占当年 GDP 的比例为 1.317%—1.330%。若把视力缺陷带来的生命质量损失用货币化的 DALY 来折算,我国各类视力缺陷导致的每年生命质量损失约为 9 518 亿元,占当年 GDP 的比例为 1.83%。

从成本结构来分析,相比欧美发达国家,我国视力缺陷的社会经济成本中,发生在视力功能损害治疗环节的医疗成本和康复成本占比偏低,发生在与视力相关的能力损害环节的劳动损失和生命质量损失巨大。包含眼病诊疗、屈光不正与老视验光配镜在内,各类和治

疗相关的成本总计为 860.55 亿—928.62 亿元,占总成本的 12.58%—13.44%。含低视力康复训练与白内障复明手术的康复成本,约为 11 亿元,占总成本的 0.17%(见图 5-1)。

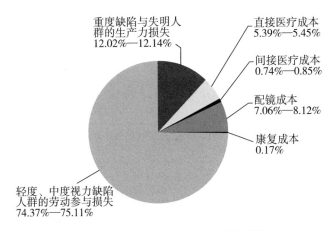

图 5-1 视力缺陷的社会经济负担结构

在我国当前的政策体系下,各类眼疾造成视力缺陷的最大危害不在于增加了医疗体系的负担,而在于严重威胁了社会经济的生产活动。在可量化的社会经济成本中,最高的是视力缺陷患者的劳动参与损失,达到 5 910 亿元,占总成本的比例为 86.6%,占 GDP 的比例为 1.13%。其中,处于劳动年龄阶段的轻度、中度视力缺陷(0.1<VA≤0.3)患者的年均劳动收入比视觉健康的人群低 2 517 元,这一收入差距相当于城镇居民家庭人均可支配收入的 1/10、农村居民家庭人均可支配收入的 1/3。这一人群的劳动收入损失总计约 5 140 亿元。

但是,74%—88% 的劳动参与损失是可以通过矫正视力缺陷来避免的。我们模拟并且计算了未矫正的视力缺陷导致的劳动参与损失。在我们计算的轻度、中度视力缺陷而造成的劳动参与损失中,有 4 206 亿—4 673 亿元的损失是由未矫正的视力缺陷引起的。相应

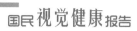
地,考虑到矫正本身可以降低视力缺陷带来的损失(虽然可能无法消除),我们计算了通过矫正可以避免的劳动参与损失。如果得到适当的矫正,人均的劳动参与损失可以减少 2 799 元—3 721 元。考虑到我国庞大的未矫正视力缺陷人口,可避免的劳动参与损失是非常可观的:根据我们的保守估计,至少有 3 098 亿—4 120 亿元的劳动参与损失是可以通过矫正予以避免的,其占总劳动参与损失的比例在74%—88%之间,占当年 GDP 的比例在 0.60%—0.80%之间。

需要强调的是,以上估算结果是一个非常保守的静态估计。如果进一步考虑到视力健康问题的负外部性以及近视等视力缺陷的终身性,视觉健康问题导致的社会经济成本将远不止千亿级别,与之对应的,对视力缺陷进行健康干预带来的收益也将是巨大的。

下篇

公共政策助力视觉健康

第 **6** 章

我国视觉健康公共政策分析

一、视觉健康公共教育与预防保健

在我国,现阶段和视觉健康相关的公共教育和预防保健开展的主要依据是《全国防盲治盲规划(2012—2015)》(后简称十二五防盲规划)、《国家基本公共卫生服务规范(2011 年版)》、重大公共卫生项目中的"百万贫困白内障患者复明工程"以及《我国儿童发展纲要》(2011—2020)与《中小学学生近视眼防控工作方案》。但从实施的内容、手段和覆盖人群来看,无论是公共教育还是预防保健,都主要侧重于防盲治盲,严重滞后于实际形势的发展需要。尤其是预防保健,由于缺乏科学指导和有效落实,几乎形同虚设。

(一)公共教育

现阶段,我国和视觉健康相关的公共教育主要由卫生部门和教育部门来组织实施。根据十二五防盲规划,卫生部门开展的眼健康

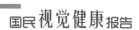

公共教育主要以如下三种形式展开:第一,通过"爱眼日"等活动,组织新闻媒体报道,普及护眼知识;第二,以眼科机构(综合医院的眼科或者眼科专科医院)为主要的宣传场地,在这些机构内部通过知识栏等方式来宣传护眼知识;第三,借助重大公共卫生项目,如百万贫困白内障复明项目等,眼科医护人员通过筛查、治疗、术后随访等方式,向患者及其家属宣传护眼知识。

但实际上,卫生部门开展的公共教育覆盖面和覆盖人群都非常狭窄,严重"盲化"。不妨从和视觉健康直接相关的"全国爱眼日"①的历年活动主题入手,来分析与之相关的公共教育的总体特点。截至 2015 年,卫生部门已经举办了 20 届全国爱眼日活动,其中有 12 届的主题是防盲治盲,4 届的主题是青少年视力保护(详情见附录 E)。虽然缺乏直接的量化证据,但是防盲治盲在与视觉健康相关的公共教育中的重要性可见一斑。青少年视力防护也是重要的主题,而与之相对应的是广大处于劳动年龄阶段的各行各业的工作者,他们的职业视力防护是为政策所忽略的。

首先,现有的关于眼健康的宣传内容,只针对特定疾病人群,如白内障患者、60 岁以上老年人中的糖尿病视网膜病变患者等。其次,卫生部门开展的眼健康教育的宣传,主要针对的是已经确诊的人群,例如白内障的防盲治盲宣传,一般都是借助治疗的时机,通过术前筛查和术后随访等方式带动护眼知识的宣传。最后,由于重视程

---

① 1992 年 9 月 25 日,天津医科大学眼科教授王延华与流行病学教授耿贯一首次向全国倡议,在国内设立爱眼日,并在天津召开了全国爱眼日第一次研讨会。这一倡议受到眼科学界和眼科专家们的响应,决定将每年 6 月 6 日定为"全国爱眼日"。1993 年 5 月 5 日,天津首次举办爱眼日宣传活动。受此影响,从 1994 年开始,北京、上海、广州等国内大中城市相继在 6 月 6 日举办义诊咨询活动,同时宣传爱眼日的意义。1996 年,卫生部、教育部、团中央、残联等 12 个部委联合发出通知,将爱眼日活动列为国家节日之一,并重新确定每年 6 月 6 日为"全国爱眼日"(王浣沙,2005)。

度不够,全国爱眼日等活动的宣传效果非常有限,公众的知晓程度非常低。

公共教育"盲化"的一个结果就是,老年人群对眼病的预防意识弱、接受眼病治疗的意愿弱。许京京等(2001)对广东省斗门县50岁及以上的中老年人进行了问卷调查,发现其中95%的中老年人意识到自己患有眼病的时间超过一年,并且在疾病的治疗意识上老年人和文盲者表现较差,这表明在老年人群体中眼病意识处于两种状态:一种是根本没有意识到自己有眼病,另一种是知道自己有眼病但是不知道可以治疗。周激波等(2006)对江苏省姜堰市农村的251例等待手术的白内障患者进行了眼病意识调查,发现意识到自己患有眼病的时间超过一年的患者有89.6%,从获知自己的眼病可以治疗距今已超过1个月的患者有约35%。部分老年人对自己的生存质量要求很低,不能把自己视力下降和眼部疾病联系在一起,更有因自己视力下降而进行烧香等的错误行为。即使是在北京城区内,居民对于白内障的认识也是非常不足的。据调查,60岁以上老年人中,患白内障意识存在者(即能意识到视力下降者)占72.0%。在应治疗但存在障碍的人中,个人心理因素造成的障碍占40.0%(刘晶等,2012)。因此,即使是在中心城区,对居民进行白内障知识健康宣传教育也是十分必要的。

而教育部门针对学生的视觉健康教育看似全方位、全覆盖,但往往"雷声大、雨点小"。保护学生视力,是教育事业和儿童福利事业发展的重要工作之一。《国家中长期教育改革和发展规划纲要(2010—2020年)》明确提出,保护学生视力是增强学生体质的重要内容;《我国儿童发展纲要(2011—2020年)》把"加强儿童视力保健工作"作为"加强对儿童的健康指导和干预"的重要内容之一。在此基础上,教育部门制定了专门的《中小学学生近视眼防控工作方案》，要求各地、各校、各级教育行政部门，利用各种宣传形式，对学校师生和家长深入开展学生视力保护宣传教育，普及科学用眼和近视预防的保健知识。

由于缺乏专业性，学校的视觉健康教育往往流于形式。首先，作为公共教育主体的中小学教师本身缺乏基本的视觉健康知识，尤其是科学的近视防治知识，对学生和家长的健康教育也往往流于形式，并未产生实质效果。郑荣领（2005）等人研究发现，由于缺乏师资，开设健康教育课的中小学校寥寥无几，接受过视力保健培训的教师更是少之又少。赵蓉（2012）等人通过对上海市中小学师生的相关研究指出，即使是在上海这样的经济发达地区，接受过学校卫生教师（或是体育老师、辖区内的眼病防治所）视力保健培训的班主任仅占43.1%。其次，学校的公共教育重点在于简单的视力保护，如控制近距离用眼时间、养成良好坐姿、注意用眼卫生等，并没有把眼球的发育机制作为教育内容，这导致了近视的预防工作严重滞后。由于儿童和家长对于眼球的生长发育和近视的形成机制缺乏正确的认识，在近视等问题发生的时候，往往未能采取及时和恰当的治疗措施。

由于公共教育的缺失，家长对于儿童视力矫正存在着普遍误区。石一宁（2012，第427页）的研究发现，由于对儿童眼球发育机理缺乏科学认识，家长对儿童眼球发育健康状况的关注仅限于视力是否为1.0。一旦发现孩子视力不好，为了不影响学习，家长往往会在开学之际带孩子到眼镜店"立等可取"——简单快速验光后匆忙配镜，或者近视到了非常严重的程度才到眼镜店配镜，很少有人到医院的视光门诊进行系统的医学验光检查。"立等可取"验光配镜的危害在于，儿童的眼调节能力强，需要专业的医学散瞳验光才能确定正确的屈光度数;电脑验光存在误差,严重依赖操作人员素质;等等。在我国当前的眼镜行业里,极容易发生错配眼镜导致视力恶化的情况。

根据我们的估算,全国 5 岁以上 25 岁以下青少年儿童患有近视的人数约为 2.2 亿人,但是佩戴眼镜的人数仅为 1.2 亿人,超过 40%的人没有佩戴眼镜。根据姚慧娟(2013)等人基于中小学生近视的调查研究,既往仅有 23.6%的学生在医院验光,20.34%的学生在眼镜店验光,16.60%的学生自己或家长知道有近视或弱视的存在而拒绝戴镜,这说明学生和家长目前对医学验光与正确及时地佩戴眼镜的认识不足。根据 Zhang et al.(2009)对于我国农村儿童佩戴不合适眼镜的研究,在农村的中小学中,佩戴不合适眼镜的状况非常普遍,这个比例高达 50%。

除了卫生机构开展的公共教育"盲化"和学校开展的学生视觉健康教育落后之外,职业视觉健康保护的公共教育缺失也是一个非常严重的问题。陈潇(2010)等人研究发现,处于劳动年龄的各类职业人士,由于长时间处于光污染损伤[1]、高强度的连续阅读或者暴露于电子产品屏幕的状态中,是各类眼疾的高危人群,但他们却十分缺乏基本的视觉健康保护意识。在对重庆医科大学教师的眼科检查中发现,90%以上的教师患有一种或者一种以上眼病[2],即使是 20—39 岁年龄段的青年教师,眼部疾病患病率也大于 84%。同时,薛晓燕(2014)等人在对高校教师的眼病体检结果分析中发现,即使是医学院的教师,绝大多数人也缺乏眼部基本保健知识,不知自己患病,甚

---

[1]　光污染泛指影响自然环境,对人类正常生活、工作、休息和娱乐带来不利影响,损害人们观察物体的能力,引起人体不舒适感和损害人体健康的各种光。在眼部,光污染可致眼睑、泪腺、结膜、角膜、晶状体、葡萄膜和视网膜的损伤(高成康等,2013)。

[2]　患有结膜炎的为 49.56%、患有结膜结石的为 34.97%、患有白内障的为 28.28%、患有眼底动脉硬化的为 26.27%、患有屈光不正的为 26.59%、患有黄斑病变的为 12.89%、患有结膜松弛的为 4.11%。

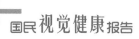

至主动放弃眼部体检，错过了眼病的早期诊治时机。

（二）预防保健

在预防保健方面，主要是由基层医疗机构和学校实施。前者侧重于重大眼疾的筛查，后者则形同虚设，并不重视预防，同时预防本身的可操作性也很低。

在基层医疗机构（乡镇卫生院、村卫生室和社区卫生服务中心/站）方面，对儿童与老年人的视力检查已经纳入到基本公共卫生服务项目中，重点是对视网膜病变等眼疾实现早筛查，其目的在于防盲治盲。我国《十二五防盲规划》要求"认真落实《国家基本公共卫生服务规范（2011年版）》，在城乡居民健康档案管理、0—6岁儿童健康管理和老年人健康管理中开展视力检查，并按照规定做好检查结果的记录"，大力推动"糖尿病视网膜病变的早期筛查和早期治疗"，同时还要求对早产儿视网膜病变"进行早期筛查和早期治疗"。在部分地区，对50周岁以上老人，由医保资金和财政资金共同出资进行健康体检，眼科检查主要包括视力检查和裂隙灯下眼底检查两项。但截至目前，各类筛查结果最多只起到促进个体治疗的作用，并未以信息化的形式被充分利用，或用以研究人群发病情况进而制定合理的干预措施。对于各类职工群体，各企事业单位一年一度的体检基本上只包含了最基本的远视力检查。但是由于给职工进行体检的机构未必有眼科，职工体检内容也并不重视视觉健康检查，导致了职工体检中的眼部检查往往只有远视力检查，并不包括裸眼及矫正视力检查、裂隙灯显微镜检查、小瞳下直接眼底镜检查及非接触性眼压、屈光生物参数等检测，从而远远不足以检查职工的视觉健康情况，使得体检并未实现早发现、早治疗的作用。

总体而言,随着防盲治盲被逐步纳入居民基本公共卫生服务项目中,对白内障、青光眼和糖尿病视网膜病变等重大眼疾的筛查,实现了几乎从无到有的转变。但是疾病筛查和最基础的远视力检查,距离基本的视觉健康保健,尚有相当长的距离。

在学校方面,主要进行眼保健操和年度例行的视力检查。但是眼保健操近年来逐渐没落,而现行在校学生体检的眼部检查多限于裸眼视力或者戴镜矫正的远视力测试,统计的数据仅仅限于远视力低常,对青少年眼屈光状态发育规律缺乏归纳分析,对近视发生、发展和演变缺乏全面认识,导致对近视的预防和治疗缺乏有效指导(褚任远等,2009)。首先是眼保健操的没落问题。自从 1961 年问世以来,眼保健操已经成为培养中小学生爱眼护眼行为、预防学生近视最重要的举措之一。为了增强眼保健操的可操作性和参与性,2008年,教育部组织专家对眼保健操进行了改良,并向全国推广。同年出台的《中小学学生近视眼防控工作方案》明确提出要"建立健全眼保健操制度,将每天两次眼保健操时间纳入课表,组织学生认真做好眼保健操"。学校坚持每天上下午组织学生做眼保健操,由校医(保健医生)培训,任课教师督导,及时纠正学生不正确的阅读、写字姿势,控制近距离用眼时间。但是由于缺乏培训指导,绝大部分教师和学生根本找不到眼保健操的正确穴位。根据赵蓉(2012)等人对上海地区的研究,作为学生眼保健操主要的执行监督者——班主任,受过专业培训的不到 50%,约有 30% 的学生不能正确掌握眼保健操的穴位、不清楚做操的力度,视力水平越低、年级越高的学生做操不规范行为出现得越多。

由于缺乏专业性,学生视力检查也并未起到防控的作用。邹海东等(2011)指出:"目前,我国儿童视力检查的主体是各类托幼机构和中小学校等,大多数是由经过简单培训的保健老师定期对儿童进行视力检查。我国教育机构在进行视力检查时,普遍使用的是'视力不良'这一检查方案:检查裸眼远视力,将任一只眼的视力≥1.0 为正常,0.8 为轻度视力不良,0.8—0.4 为中度视力不良,≤0.3 为重度视力不良(邹海东等,2011)。但从眼病筛查的角度而言,该视力检查方案并未考虑儿童视力发育规律,也不符合筛查试验的原理。"事实上,石一宁(2012,第 97 页)在对我国青少年儿童近视的研究中指出,视力的发育像身高一样随年龄增长,一般到了 10 岁以后到达 1.0。由于人体的视觉系统具有复杂的代偿补偿能力,视力正常并不等同于屈光正常,许多孩子在 5—6 岁检查视力时已经达到 1.0,按照成年人的标准验光检查为"正视眼",但很快在小学 5—6 年级就发现得了"近视"。仅仅以中心远视力来评价眼睛发育是否正常,这一方法过于简单和机械,没有考虑年龄和个体的差异性。发育期眼球的各项评估指标是随着年龄增长而持续变化的,每个儿童个体的发育速度和年龄也有所不同,各种检查的数值是在一定范围内波动的。因此,观察孩子眼睛发育不能简单依靠视力检查,还需要有多项指标综合考虑、评价,包括验光、散瞳验光、散光、角膜厚度、角膜曲率、眼压、晶状体调节度等(石一宁,2012,第 438 页)。

专业机构在预防环节参与不足是我国视觉健康相关政策发挥作用的掣肘。例如,在近视防治领域,我国目前承担近视防治重任的中小学卫生保健所和疾控中心[1]的学校卫生,这些部门科眼科专业力量薄弱,而眼科专业力量最强的眼科中心、眼科医院、眼科研究所、眼病防治所则忙于医疗(治疗),通常没有精力也没有动力深入幼儿园或学校开展近视防治指导工作,公共部门整体上的预防职能严重受

---

[1] 疾控中心下设学校卫生科。

限。在广大农村地区,有许多疾控中心的学校卫生科没有眼科医师,乡镇卫生院没有眼科,中小学缺乏受过专门近视眼防治培训的校医与保健教师(郑荣领等,2005)。

二、眼卫生的医疗服务供给与医疗保障

我国眼卫生领域的医疗服务政策最主要的就是防盲治盲,严重滞后于我国居民的视力保健需求。现阶段,我国眼科医疗资源的布局基本上围绕防盲治盲展开,且存在严重的区域不平等问题。视光学科医疗资源配置严重滞后于实际需求,视光类视力缺陷的人群很难得到正规的检查与治疗。在医保政策方面,近年来已经开始将眼科的各项常规检查、手术与药物等纳入医保报销范围之内。对于致盲性的大病,如白内障等,实施了各类扶贫性质的救助来保障低收入的患病群体,但总体覆盖范围较小,保障力度比较薄弱。

我国眼科资源较为稀缺,且东西部配置不均匀。根据赵家良(2011)的统计数据,2010 年我国眼科医生人数共计 28 338 人,每名眼科医生人均负担 4.7 万人,每万人眼科医生数量是 0.21 人,仅仅略高于非洲国家。相对而言,中西部地区县级医院和乡镇卫生院的眼科资源更是缺乏。虽然缺少最新数据,但是由于眼科资源发展缓慢,我们不妨看一下 2003 年我国眼科资源结构情况①:2003 年,全国具有眼科资源的公立医疗服务机构 3 711 家,东部地区 1 363 家(36.72%)、中部地区 1 261 家(33.98%)、西部地区 1 087 家(29.29%),眼科资源

---

① 2004 年,卫生部通过函调收集了 2003 年全国所有公立医疗服务机构眼科资源的基本信息,全国具有眼科的公立医疗服务机构共计 3 711 家,共有眼科卫技人员 40 755 名,其中眼科医师(含兼职眼科医师)23 326 名,眼科护理人员 16 096 名,眼科专业技术人员 1 333 名。眼科医护比为 1∶0.69(徐海峰,2006)。

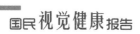
的地域分布和人口地域分布的广度并不匹配。中西部地区基层更是严重缺乏眼科资源:全国共有 174 家乡镇卫生院/社区卫生服务中心可以开展眼科诊疗服务,其中 67.82% 分布在东部地区。

眼科资源体系的建立也是围绕防盲治盲展开的,能否开展白内障复明手术是评价眼科诊疗能力的最重要的指标,但绝大部分视力缺陷患者难以获得合适的治疗。近几年来,在国家的大力重视下,受益于如"视力第一我国行动"和"百万贫困白内障复明工程"等重大公共卫生项目,我国各级医疗机构尤其是(县级医院)眼科开展白内障手术的能力大大增强。根据《全国防盲治盲规划(2012—2015年)》的统计,目前我国 94% 的县医院可以开展眼科医疗服务,其中 84% 的县医院可以开展白内障复明手术。2012 年,我国百万人口白内障手术率(CSR)已经达到 1 300 例,白内障致盲人数显著减少。但是相对而言,县级医疗机构对于青光眼和视网膜病变的筛查和治疗能力尚且十分落后,在屈光不正类眼疾的治疗方面几乎是空白,无法满足对这类普遍存在的眼疾的治疗需求。

尤其值得重视的,是我国医学领域的眼视光学科诊疗能力严重滞后于社会经济发展,无法维护国民视觉质量。首先是历史原因。直到 20 世纪 70 年代,温州医学院进行系统的关于眼视光学的研究,我国眼视光学才开始起步。其次是培养体制的问题。目前我国眼视光学教育的规模不大,全国一年培养 200 多名视光学高级人才。例如,温州医学院眼视光学院招生 60 人/年,定位于五年眼科临床;中山大学眼视光学系招生 20 人/年,定位于五年眼科临床;中国医科大学招生 26 人/年,定位于三年验光配镜教育;天津医科大学招生 30 人/年,定位于三年验光配镜教育;其他院校招生约 100 人/年,定位于三年/五年验光配镜教育(刘祖国等,2005)。眼视光学专业人才在数量和质量上的严重不足,造成了我国广大患有屈光类眼疾的患者,尤其是患有近视的青少年儿童,难以获得合适的视觉健康预防保健指导和医学验光服务,使得商业化眼镜店的"验光配镜立等可取"成为人们治疗近视的主要渠道,而后者往往存在诸多问题甚至在一定程度上加剧了青少年儿童的视力恶化。

除了医疗资源可及性差,缺乏基本的医疗保障也是制约很多视力缺陷患者获得基本诊疗服务的重要因素。近年来,随着我国医疗保险的扩张和保障水平的提高,部分地区已经逐步将常规的眼科检查和手术、治疗药物等纳入报销范围。覆盖的诊疗项目包括:眼科常规检查、特殊视力检查、视网膜视力检查、医学验光(配镜除外)、色觉检查、眼压描记、各类手术等。在医保基本药物目录范围内的药物包括:阿昔洛韦、氯霉素、左氧氟沙星、阿托品、可的松等。但总体而言,保障力度还比较薄弱,导致治疗率非常低。根据钟景贤等(2009)的调查,44.74%的眼病患者因经济条件限制没有进行手术或者药物治疗,特别是在农村和边远地区,相当多的人因不能支付手术费用而失去治疗机会。以云南大理地区白内障手术开展情况为例,2010年,在医保的基础上,当地还开展了"百万贫困白内障患者复明工程",对每例手术费用补助800元。尽管如此,当地大量的贫困人群还是无力承受白内障手术费用,患者中的白内障手术覆盖率仅有17.20%(杨永明,2011)。经济欠发达地区患有屈光不正的儿童因为经济原因而无法佩戴合适的眼镜的情况更为普遍。根据调查数据,在陕西、甘肃农村地区有5/6的少年儿童近视却没有佩戴眼镜,其原因之一就是经济问题。

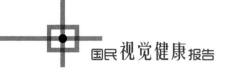

三、视光学人才培养

我国的视光学人才培养起步非常晚。眼视光学是一门以保护人眼视觉健康为主要内容，以眼科学和视光学科为主，结合医学、生理光学、应用光学和生物医学工程等知识所构成的一门专业性强、涉及面广的交叉学科。美国现有视光医师 3.3 万人，其人数远远超过眼科医生。视光学在发达国家已经成为医学领域眼保健方面的重要组成部分。而在我国，正如前文所介绍的，我国眼视光学人才培养起步较晚，至今不过 40 余年的历史。

目前我国已有十余所高校相继开办了视光学专业的本科教育，但招生数量非常少。在过去的二十余年中，我国的视光学教育从零开始，发展到现今多种教育模式并存，主要包括："二年制""三年制"的高职高专教育、"四年制""五年制"的本科教育与硕士与博士研究生教育。截至目前，我国各大开设视光学本科或者大专教育的高校一年只能培养 200 多名视光学高级人才，同时仅有近 40 所学校提供三年制眼视光技术专科教育，全年毕业生不超过 3 000 人。毕业生生源远不能满足国内的视光学市场需求。据估计，我国每两百万人中有不足一名验光师。

对在职人员的培训也是视光学人才培养体系的重要一环，但是参与度与参与质量并不高。根据陈翔等（2006）的调查，除了现有的高等院校、视光院校以外，为适应行业发展，许多开办视光专业的院校也开办了验光配镜培训班。此外，社会上还存在许多短期的眼镜从业人员培训班，毕业者可获得劳动部门颁发的眼镜验光员职业资格证书。我国现有超过 60% 的验光配镜从业人员仅为高中（中专）

学历,他们主要是在全国 20 多所各级职业教育培训机构接受短则一两个月、长则两三年的职业教育。总体来看,从业人员的参与度与质量非常低。以经济最为发达地区之一的上海市为例。根据中华医学会上海眼视光学组、上海市眼镜行业协会公布的《验光环境及需求调查报告》:在上海 1 300 余家眼镜店中,仅有高级验光技师 4 名、验光技师 198 名;67.5% 的从业人员为高中(中专)学历(贺庆,2010)。可见验光配镜从业人员急需系统学习医学知识,以提升职业水准。而在经济欠发达地区,视光学人才的缺口更大。

除了高校教育和职业教育与实际需求严重脱节,造成人才缺口的另一个原因是缺乏与行业性质相匹配的职业标准。在美国,验光师是与医生并列的职业,但是在我国,尚缺乏针对验光和配镜的专业资格认定。

在最新出台的《中华人民共和国职业分类大典》①中,涉及验光配镜的职业只有眼科医生和验光配镜人员(包括眼镜验光员与眼镜定配工②)这两类职业认定。眼科医生虽然属于卫生专业技术人员③,但是"指导病人验光配镜,矫正视力"只是眼科医生的职责之一,卫生专业技术人员这一类别下并不含验光师这一职业。而验光和配镜人员这两个职业,则与物业管理员、美容美发员、浴池服务员等职业被并列归入"社会服务和居民生活服务人员,从事中介等社会服务和物业管理等居民生活服务的人员"④,这与眼镜验配过程中所

---

① 《中华人民共和国职业分类大典》由人力资源和社会保障部、国家质量监督检验检疫总局、国家统计局联合组织编制。

② 验光配镜人员,是指使用验光仪器和专用工具等,检查眼睛屈光状态,确定眼睛光学屈光度,并对眼镜进行定配加工、调整、维修的人员。本小类包括下列职业:眼镜验光员,是指使用验光仪器及辅助设备,对眼睛进行视力检查和屈光度检测的人员;眼镜定配工,是指操作光学加工机械设备,进行眼镜研磨、加工和维修的人员。

③ 职业编码是 2—05(GBM 1-9)。

④ 职业编码是 4—07(GBM 4-7/4-8)。

需要的专业技能极为不匹配。

这种职业定位不当,一方面使得本来就为数不多的视光学毕业的大专生、本科生等往往选择转业,成为专门的眼科医生而非验光师,因为现阶段针对卫生技术人员的职业认定中并无这一职业资格认证;另一方面,将验光和配镜等同对待并定性为一般的服务业,无从体现验光过程的专业性与所需要的专业训练,造成了在职的验光人员并无激励参与职业资格认定或者提高专业技能,无证上岗成为行业普遍现象,验光配镜"沦为"眼镜店的免费配套服务。

四、产业政策与监管政策

(一)眼镜验配行业的不良现状

第一,眼镜验配行业的医疗属性和专业特性不足。严格来说,验光环节具有医疗属性,配镜环节具有"半医半商"的属性,两个环节都应当体现出专业的特性。然而,目前我国眼镜验配行业中针对消费者的零售眼镜店的主要运作模式是"验光师+(非专业)营业员",甚至在很长一段时间内大部分眼镜店都未配备符合资质的验光师。这一现象反映了验光配镜的普通商品化,严重背离了这一行业的专业医疗属性。

第二,眼镜店不仅缺少符合资质的验光师,还缺乏合理的激励机制。在2012年之前,眼镜产品实施生产许可证,对从业人员有着具体要求。如《验配眼镜产品生产许可证实施细则》规定,眼镜店验光人员必须持证上岗,且至少有一名持有由劳动和社会保障部门颁发的眼镜验光员中级(国家四级)或以上职业资格证书的验光人员(孙环宝等,2010)。部分小型眼镜店缺少满足生产许可证规定的验光人员,但它们不是通过尽快培训验光人员或引进符合要求的验光师来达到国家规定的要求,而是通过不正当的方式(例如从一些不负责任的培训机构购买证书)来应对监管部门的监管,限制了从业人员总体水平的进一步发展。我们的调查结果显示,除了 27.9% 的受访的眼镜店从业人员选择"没有倾向"以外,有 39.9% 的人选择了"没有资格的验光人员从事验光活动的情况普遍存在",累计有 48.1% 的人认为该情况普遍甚至非常普遍;与此相对的是,只有 24.6% 的人认为这一情况不算普遍。这说明在目前的市场环境下,从业人员也认为这种不合法的行为具有普遍性,从侧面反映出我国眼镜行业的监管不力。

第三,由于缺少"配镜师"的职业定位,营业员可以滥用信息不对称的优势。由于配镜师这一职业尚未得到社会的广泛认可,营业员缺少通过学校教育、在职培训获得专业知识的激励,营业员能力所及的仅仅是推销,而无力提供高质量的配镜服务。虽然营业员大多不具备验光配镜的专业知识,但是验光配镜本身的医疗属性使其掌握了对消费者的信息优势。在创收的激励下,营业员会努力劝说顾客配制价格较高的镜片和镜架,以此获得高额利润或提成。例如,营业员可能会极力推荐高折射率镜片,但这种镜片并不一定适合所有消费者。

第四,加工制作工艺不合格。从历年国家和地方的监督抽查中都发现,部分地区的加工制作水平相对落后,特别是一些边远城市和城镇中规模较小的眼镜店。孙环宝等(2010)调研发现:由于交易量小、加工设备的利用率相对较低,为降低成本,它们多半采用比较简易落后的加工设备或手工加工制作,制作出的眼镜质量很难符合国家标准的有关规定。同时,这类眼镜店的管理水平低下、质量意识也很落后,它们往往只知道将镜片割装到镜架上,而未认识到眼镜加工

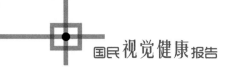
的特殊性、专业性,未经过专业技能培训的人,很难胜任眼镜行业的装配工作。不仅如此,多数眼镜店没有设置专职的检验人员,或者检验人员的专业能力有限。2012年以前,我国实施验配眼镜生产许可证,眼镜店被要求配置必备的检验仪器;但是大量检验人员未经过专业培训,不了解需要检验的重要指标,看不懂国家标准和行业标准的要求,不熟悉定配眼镜的检测流程和具体要求,也就无法判断产品是否合格。甚至很多眼镜店的检验人员和加工人员是同一人(在我们的调查中,在同一门店加工的眼镜店,有50%的店面检验人员和加工人员是同一人)。即便他们检查出自己加工的眼镜存在质量问题,也不一定会进行重新加工。因为重新加工眼镜意味着原有镜片作废,由此会产生更高的费用,直接影响到其个人收入。

第五,推崇验光配镜立等可取,片面追求销售速度。在先进国家和地区,验光配镜是一种很细致的专业技术工作,需要由专业技术人员来完成。通常仅验光就需要30—60分钟,其中包括必需的眼视光检查。蓝南京(2011)指出,在标准流程下,至少要40分钟才能给出一项科学的、合理的处方。配镜则通常需要3—7日,而不像目前我国许多零售企业所宣传的"立等可取"(甚至有眼镜店打出"10分钟配镜"的字样,以此招徕生意)。片面强调快,势必会放松对产品质量的追求和控制,同时也助长了充片现象的发生。我们的问卷调查中,有35%的受试者表示其店内验光人员为顾客验光花费的时间一般为1—20分钟,远远少于标准流程下的最快时间。

(二)眼镜验配行业的主要缺陷

1."免费验光"不利于体现验光环节的"医疗属性"

多数眼镜店提供所谓"免费验光"的服务,即不对验光和配镜服务收费,但事实上暗中抬高了眼镜价格,用眼镜的利润对验光配镜服务进行补贴,造成"眼镜验配行业存在暴利"的假象。由于眼镜店的验光配镜属于免费服务,以致专业的验光配镜服务的价值无从体现,绝大多数眼镜店的生存策略是广告营销和价格战,而没有意愿去提升专业技能,这使得眼镜行业日益偏离其医疗服务属性,难以实现良性发展。

"免费验光"的宣传方式随处可见,一方面(验光作为眼镜销售过程中的一个重要环节)证明眼镜行业的发展无法剥离其医疗服务的属性,另一方面(公众不愿意支付费用)说明验光配镜服务的专业价值并未得到公众认可。由于很多眼镜店只有营业员,消费者时常将眼镜验配行为视为普通买卖,并不知验光师和配镜师的服务价值主要体现在验配过程中的专业服务与技术含量中。

从契约关系来看,"免费验光"背景下验光师和顾客的权责利关系受到了扭曲:不但验光师的收入与验光服务的质量无关,而且验光错误的责任也往往不会直接由验光师承担。因此,验光师没有经济激励去提供更加优质的、专业的验光服务。随着行业的发展,一部分眼镜店逐渐意识到原有的运营模式是不可持续的,它们开始主动投资人员培训,逐步转型为能够提供视觉健康服务的视光中心。在这一发展过程中,有必要纠正"免费"验光的现状,明确验光服务的收费标准,以使验光师和顾客双方权责利相统一,建立协调的激励机制,促使验光服务进入良性循环。

2. "验光员(师)+营业员"的服务模式加剧人才流失

虽然我国正在逐步建立验光师的认证体系,但是"配镜师"这一职业尚未得到社会和法律的广泛认可和确认,因而"验光员(师)+营业员"的服务模式普遍存在。实际上营业员和配镜师在服务方式、内

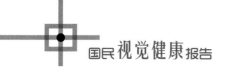

容以及时间上有着巨大差别。例如,对进入门店但没有明确购买意向的消费者,营业员能做的不过是简单招呼,任其自主挑选,而配镜师则可以从为其提供眼镜清洗、调校等服务入手与之交流沟通,了解消费者潜在的需求,创造出成交的机会。更为关键的是,眼镜店的营业员往往只懂营销方面的知识,而缺乏与眼镜相关的专业知识。在逐利动机的驱使下,他们扮演的角色只能是销售人员,而非视觉健康顾问。这样的行业环境难以形成职业认同感,营业人员也容易流向其他行业。

"配镜师"职业缺少社会认同,也阻碍了专业配镜师的培养和发展。现阶段的眼镜零售店习惯于粗放式的经营模式,目标定位在多开店、多赚钱、赚快钱,甚至会减少服务流程,稀释服务内涵,缺少促进营业员进行专业学习、培训的激励机制,缺少对"配镜师"这一职业的认同,缺少"配镜师"职业体系,这就阻断了专业人员在配镜领域的职业发展路径,难以吸引、留住专业人才。这些专业配镜人员付出更多的精力进行学习、培训,却不能在经济收益、职业认同和发展前景上获得回报,难免会"理性"地选择退出,流向其他行业。"配镜师"体系的缺失,使得从业者整体专业水平不高,甚至陷入了人才流失的恶性循环。

(三)眼镜行业政府监管

在我国,镜片被作为普通商品进行监管,镜片的生产、流通和销售与一般的商品无异。在销售终端,由于严重缺乏医疗质量监管,无证经营普遍存在,验光配镜质量参差不齐。在生产过程中,由于行业准入门槛低、监管专业性不足、对镜片质量的监管不到位等原因,大量不符合视光学医学标准的镜片、镜架流向市场。

1. 镜片与镜架生产的准入与质量监管

在欧盟,光学镜片、镜架被作为医疗产品进行监管;在美国,光学镜片、镜架被 FDA(Food and Drug Administration,食品和药物管理局)作为光学药物进行监管;而在我国,普通眼镜作为一般商品,由工业和信息化部、工商总局、商务部负责监管。只有隐形眼镜作为三类医疗器械,由食品与药品监督管理总局负责监管。在生产方面,普通眼镜在我国属于工业产品,主要由工商总局的质检部门负责产品的质量检查,检查依据的质量标准主要包括:《眼镜架通用要求和试验方法》《光学树脂眼镜片》《眼镜镜片第 1 部分:单光和多焦点镜片》《眼镜镜片及相关眼镜产品第 3 部分:透射比规范及测量方法》。

截至 2015 年,国家尚未对眼镜镜片和镜架进行过监督抽查。历年来,只有地方质量技术监督局和地方工商行政管理局对这两种产品进行过质量监督抽查。通过各地质量技术监督局和工商行政管理局对光学树脂镜片的抽查数据进行分析,可以发现光学树脂镜片的抽样合格率并不高。以 2009 年和 2012 年的质量抽检结果为例。2009 年第四季度,上海市工商行政管理局委托国家眼镜玻璃搪瓷制品质量监督检验中心对上海市的眼镜专业店和眼镜批发专业市场的眼镜商品进行了质量检测,发现眼镜镜架检测合格率为 65.0%,镜片检测合格率为 53.3%。同期,浙江省质量技术监督局对浙江省流通领域中的光学树脂镜片进行了省级专项监督抽查,经抽样检测,抽样合格率为 82.5%(孙环宝等,2009)。2012 年,上海市质监局共抽查了 47 批次镜架、33 批次镜片,抽样合格率分别为 83% 和 75.8%。孙环宝(2010)指出,目前市场上销售的光学树脂镜片存在着不少问题,主要表现为耐磨性能、折射率和色散系数等指标的不合格。特别是在销售低端产品的眼镜批发市场中出现了未加硬的树脂镜片,这类树脂镜片的表面极易磨损,耐磨性能很差,根本不能用于配镜。

镜片、镜架的质量问题频发,背后是整个眼镜行业生产准入门槛较低和行业监管缺失。由于普通消费者难以甄别镜片、镜架的质量是否合格,镜片、镜架的生产市场无法做到有序竞争。在准入门槛或者进入门槛极低和生产过程中的监管缺乏专业性的政策环境下,大量虽符合光学标准,但不符合视光学标准的产品流向市场。近年来,事后的监管,例如不定期的质量抽检虽然有所加强,但是未从根本上提高监管的专业性,且由于没有常规化,以及没有惩罚措施(如罚款或者召回制度等),并没有对企业构成威慑,无法促使企业主动提高质检标准。总体而言,事前缺乏准入限制、事中缺乏监管、事后缺乏惩戒机制等问题,导致了整个行业的无序竞争、产品质量低劣,严重损害了我国广大屈光不正患者的视觉健康。

2. 验光配镜准入要求

在我国,普通验光配镜的主体是各类眼镜零售店。在 2012 年之前,根据《中华人民共和国工业产品生产许可证管理条例》与相关规定的要求,开展验光配镜销售活动需要取得国家质检总局的生产许可证,但是国务院于 2012 年出台的《国务院关于第六批取消和调整行政审批项目的决定》(国发〔2012〕52 号),取消了验配眼镜生产许可证核发和眼镜验光员的职业技能鉴定,同年质检总局又取消了这一许可证发放制定[1],此后主要依靠行业自律[2]。虽然我国现阶段对光学眼镜的验配基本没有准入要求,但是国家明文规定,隐形眼镜、

---

[1]　质检总局发布关于不再对电焊条、验配眼镜两类产品实施工业产品生产许可证制度管理有关事项的通知(国质检监〔2012〕695 号)。

[2]　中国眼镜协会发布了《中国眼镜行业自律公约》公告,网络链接地址为 http://www.cnki.com.cn/Article/CJFDTotal-YJKJ201308011.htm。

OK 镜售卖需要获得《医疗器械企业经营许可证》①。质监部门对配镜质量的主要监管依据有 CCGF208.1-2008《定配眼镜产品质量监督抽查实施规范》、GB13511-1999《配装眼镜》和 GB10810.3-2006《眼镜镜片及相关眼镜产品第 3 部分:透射比规范及测量方法》等。

其实在 2012 年之前,在验配眼镜领域实施生产许可证制度的过程中已经暴露出了一些问题:

一是申请材料要求烦琐。相关从业者表示,开办眼镜店需要申请眼镜生产许可证(有的还需要申请隐形眼镜医疗器械企业经营许可证),所需的申请材料有三四本书的厚度,而这些申请材料本身并不能保证眼镜店的产品和服务质量。

二是由于是省级部门进行监管,地方上眼镜店的监管难以落实。省级质量技术监督局、眼镜产品审查部都是省级机构,多在省会城市附近办公。而眼镜店不同于集群化的生产企业,全省各个地区都可能有眼镜店,省级部门的监管人员在全省范围内进行检查、监督的成本太高、效果不佳。

三是监管过程中重许可证,不重质量技术。由于监督上的能力有限、打击力度也不大,获得生产许可证的企业缺少保证服务和产品质量的激励,同样不能保证眼镜店验光和配镜的质量。一个类似的案例是新加坡要求眼镜店都具有验光师资格证,造成眼镜店仅仅是挂靠验光师的证书,并不一定由该验光师来进行验光,因此持有证件并不足以保证服务和销售质量。

四是由于眼镜行业发展定位不清晰,政府行使监督职能的必要性受到了轻视,因而在国务院"简政放权"的总思路下,这一行业的准

---

① 中华人民共和国国家标准《配装眼镜(第一部分)》(GB13511—2011)与《卫生部关于加强医疗机构验配角膜塑形镜管理的通知》(卫医发〔2001〕258 号)。

入门槛也被逐渐降低。《国务院关于第六批取消和调整行政审批项目的决定》(国发〔2012〕52号)的第73项取消了验配眼镜生产许可证的核发,第95项取消了眼镜验光员的非行政许可审批。2015年11月17日,国务院正式废止《招用技术工种从业人员规定》,"眼镜验光员"和"眼镜定配工"不再需要持职业资格证书就业。由此,眼镜店验光配镜不再受到行政上的准入审批,这使得眼镜行业更加参差不齐。

3. 验光配镜的事后监管

从事后监管政策的实际落实情况来看,无证经营普遍存在,事后的质量抽查虽有一定的促进作用,但目前监管功能仅限于引导市场制作合格的眼镜而非合适的眼镜。

据贺庆(2010)统计,国内眼镜零售店数量已有35 000余家,截至2008年年底,获得《眼镜产品生产许可证》的零售企业数量有12 740家,占全部眼镜零售店的比例仅为36.4%;规模达到《眼镜产品生产许可证》要求的眼镜零售企业(年销售额在100万元以上)有15 000余家,接近眼镜零售店总量的一半,且主要分布在东部沿海地区和内陆发达城市。未获证的都是分布在二三线城市和广大农村地区的小型或者个体眼镜店。从质量抽检结果来看,已获得生产许可证的眼镜店的抽样合格率大大高于未获证的眼镜店(孙环宝等,2010)。

总体而言,由于质监部门对验配眼镜的监督抽查力度非常有限,眼镜验配的质量距离合格尚有相当长的距离。2009年10月,根据上海市质量技术监督局的监督抽查发现,上海市区定配眼镜抽样合格率为84.7%,眼镜批发市场的抽样合格率为78.4%。同年,重庆市的监督抽查发现,重庆市定配眼镜抽样合格率为57.7%。该年第三季度,江苏省质量技术监督局对全省的配装眼镜产品质量进行了监督抽查,抽样合格率为 90.81%；其中南京市配装眼镜抽样合格率仅为 84.5%，为南京市近年抽样合格率的最低水平。且相比普通近视镜片，老视镜片的质量问题和监管缺失问题更为严重。最近一次全国性的老视镜质量进行的国家监督抽查是在 2006 年，国家质量监督检验检疫总局委托国家眼镜玻璃搪瓷制品质量监督检验中心对上海、北京、江苏、浙江、河南、湖北和广东 7 个省（直辖市）的眼镜销售企业进行了抽查，产品抽样合格率为 86.6%（孙环宝等，2010）。在我们的调研中，65.5% 的眼镜店在过去一年内，受到过药监局、质监局和工商局的 1—2 次检查，有小部分店铺更反映完全没有被检查过；被检查过 3—5 次和 5 次以上的店铺只占约 30%（见图 6-1）。经过相关性分析，我们发现检查次数与店铺大小没有相关性，说明并非是监管部门采取了"抓重点"的监管方式，而是反映出了整体层面上监管不足的问题。

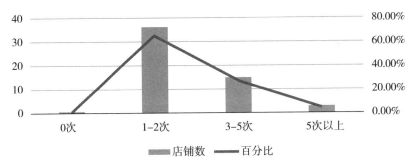

图 6-1　问卷受访者过去一年受到药监局、质监局和工商局检查次数

究其原因，是多头监管造成了验光配镜从业人员专业素质低下，配镜质量始终难以提高。决定验光配镜质量的主要是验配过程的专业技术，而质监部门关注的主要是验配眼镜质量本身，负责考核培训的劳动保障部门只负责验光员和眼镜定配工的技能认证，从执业到验光配镜服务的监管缺乏对接。其结果就是，绝大部分质量不合格的验配眼镜都是出自不符合上岗资质的从业人员之手。

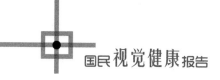

另外一个十分严重的问题就是验光缺乏医疗监管。我国质监部门的监管对象仅限于验配眼镜质量本身,并未监管验光过程。事实上,验光不只是简单地验出单眼的屈光矫正度数,还需根据患者的调节状态、调节和辐辏的关系、近点、眼位等多项的双眼检查结果,给出科学的配镜处方(彭良等,2015)。现在广为流行的电脑自动验光仪是屈光检查技术和电子计算机的结合,看似高级便捷,可以配镜验光立等可取,但都有一定误差,误差的多少主要和验光员训练程度的好坏以及受检者的屈光状态有关;且由于青少年眼球发育的特性,极容易导致测量结果不准确,导致近视度数偏高、远视度数偏低的问题。在发达国家,电脑验光结果仅作为参考,不能作为配镜处方(石一宁,2012:第443—444页)。但在我国,电脑验光结果即可作为配镜处方,购买眼镜跟购买普通商品无异,这是严重的监管误区。

五、我国视觉健康相关公共政策存在的问题与成因

改革开放以来,我国与视力相关的公共政策重点关注的是防盲治盲,通过多年的探索,逐渐形成了卫生、残联等多部门合作开展防盲治盲工作的实践模式。多年的实践显著地降低了白内障的患病率,让数以百万计的群众重见光明。但是,随着我国社会经济的快速转型,视力缺陷的疾病构成比例发生了很大变化,屈光不正和老视等视光类别的眼疾已经成为视觉健康的主要威胁。无论是公共教育、预防保健、医疗服务提供与医疗保障,还是与视光产品相关的行业监管等方面,都与保障全民视觉健康的客观需求相差甚远,视觉健康政策亟待调整。目前视觉健康政策方面的具体问题表现如下:

(1)政策的问责体系与决策机制碎片化,从与眼健康相关的政

策制定到落实,严重缺乏部门联动和专业机构的参与,表现为:①有专业力量的卫生部门主要负责落实防盲治盲,对于广大人群尤其是青少年的视力健康问题严重缺乏应对措施;②教育部门主要负责学生体质健康,由于缺少专业机构的指导,学生视力保健政策逐渐走向形式化而难以产生实质功效;③负责监管视光产品尤其是眼镜验配质量的质监部门,主要是基于一般产品的监管办法来管理验光配镜,这造成我国验光配镜质量参差不齐甚至危害患者的视力健康;④负责劳动保障与职业认证的人力资源部门,对于职业人士的视觉健康保护严重缺乏认识,对于视光产业从业人员的培训与考核严重滞后于社会经济发展需要。

(2)公共教育"盲化",国民普遍缺乏基本的视力健康知识。从内容来看,过去主要以基层医疗卫生机构宣传普及基本的眼保健和防盲知识为主,侧重提高群众对儿童盲和老年盲的知晓程度,但缺乏对青少年屈光疾病、成年人职业视力防护以及老年性视力缺陷防治认识方面的教育。从形式来看,各类视觉健康知识未能走进千家万户或是各类公共场所和工作场所,而是停留在非常有限的眼科机构内,导致公共的参与严重不足。由于缺乏基本的视觉健康知识,尤其缺乏对儿童屈光不正的防治意识,屈光不正的未矫正率或误矫率较高。

(3)预防保健"虚化",与视觉健康相关的预防保健措施形同虚设。目前预防保健主要是由基层医疗机构和学校实施,但前者侧重于重大疾病筛查,后者对于政策的落实不到位。医疗机构方面来看,对儿童与老年人的视力检查虽然已经纳入基本公共卫生服务项目中,但重点只是对视网膜病变等眼疾进行早筛查。学校方面来看,主要是做眼保健操和年度例行的视力检查。但是眼保健操近年来逐渐

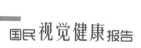
没落,年度例行的视力检查本身就存在着不科学、不规范的问题,并不能为监测青少年视觉健康发育情况提供科学动态的决策支持。

(4)医疗服务、医疗保障与客观需求不匹配,眼科医疗资源的布局基本上围绕防盲治盲展开,且存在严重的区域不平等问题。视光学科医疗资源配置严重滞后于实际需求,有视力缺陷的人群很难得到正规的检查与治疗。医保政策方面,虽然近年来已经开始将眼科的各项常规检查、手术与药物等纳入医保报销范围,并且对致盲性的大病(如白内障等)实施了各类扶贫性质的救助政策,但总体覆盖范围比较小,力度比较薄弱。

(5)眼科与视光学科人才培养与社会的实际需求脱节,视觉健康工作者与专业机构严重不足。2010年我国人均眼科医生数量仅仅略高于非洲国家,视光学人才数量更是远远低于国际标准。在学校教育环节,由于招考规模过小,专业设置并不符合实际需求,导致眼科专业毕业生缺乏,大学本科以上的视光学毕业生更是稀缺。在职业认证环节,我国配镜验光归属劳动保障部门管辖,验光配镜的职业定位与一般的服务业从业人员无异,导致职业认可度和资格认证参与度极低。例如,我国的视光学教育以三年专科教育为主,在每年约3 000名专科毕业生中,日后从事验光配镜的人员不足一半。

(6)眼镜行业的产业政策缺位,监管环节严重缺乏卫生部门的参与。镜片被当作普通工业品来进行监管,监管缺乏专业性,造成大量仅符合光学但是不符合视光医学标准的镜片流向了市场。在验配环节,由于严重缺乏医疗质量监管,配镜行业秩序混乱,无证经营普遍存在,验光配镜质量低下。

第 **7** 章

视觉健康公共政策的国际经验

一、国际背景:《普遍的眼健康:2014—2019 全球行动计划》

进入 21 世纪以来,国际卫生组织和西方学界都开始系统性地评估视觉损害所带来的严重后果,并呼吁各国政府积极采取应对政策来解决日益严重的国民视觉健康问题。例如,WHO 专家 Smith et al. (2009)测算了全球接近 200 个国家由于屈光不正所带来的经济损失,测算结果显示经济损失高达 4 277 亿美元。WHO 专家建议,如果给每个屈光不正的患者配备眼镜的花费不超过 1 000 美元,那么政府为屈光不正患者提供眼镜的公共政策将会带来社会福利的提高。Gordois et al. (2012)进一步估算了每年全球范围内由于视觉损害(包括屈光不正、白内障等)所带来的直接损失和间接损失。估算结果显示,直接损失和间接损失合计 3 万亿美元/年,约占全球所有国家生产总值的 4%。虽然这一估计结果引起了一定程度的质疑(例如 Rein et al. (2006)和 Frick et al. (2007)两篇文章利用 1996—2002 年医疗支出调查(Medical Expenditure Panel Survey)的数据发现视觉健

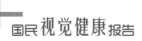

康的损失是 2004 年美国年度 GDP 的 0.42%），但是视觉健康对个人健康以及国民福祉的重要性却不容置疑（即使占 GDP 的 0.42% 依旧是很庞大的成本）。越来越多的研究开始强调，如果世界各国不采取相应的措施，视觉损害所带来的损失将日益增加，这将给医疗体系带来更加沉重的负担并将直接影响联合国千年发展目标的实现。

鉴于视觉健康对实现联合国千年发展目标的重要性以及改善视觉健康措施的高收益性，在第六十六届世界卫生大会上，成员国通过了《普遍的眼健康：2014—2019 全球行动计划》的决议。

决议主要分为两个部分。第一部分介绍了世界视觉损害以及历史应对情况。决议认为截至 2010 年全球共有 2.85 亿视觉损害患者，其中 3 900 万为盲人。从人群分布来看，82% 的盲人和 65% 的中重度失明的人为 50 岁以上的人群。人群越贫困，越容易受到包括盲症在内的视觉损害的影响。从严重程度来看，有 2/3 的视觉损害患者可以通过屈光矫正服务（42%）和白内障手术（33%）实现良好的视力恢复。但是长期以来，多数国家的医疗系统对视觉健康的重视程度不够，视觉疾病监测和致病研究都不能适应视觉健康的变化趋势，甚至许多国家都尚未建立预防可避免的盲症和视觉损害的政策和计划。因此，亟需制定公共政策来应对日益严重的视觉健康问题。第二部分介绍了 2014—2019 年全球行动计划的基本内容。该计划提议的行动围绕着三个目标：第一，收集更多与视觉损害严重程度及原因和眼保健服务相关的证据，并以此倡导会员国对眼健康做出更大的政治和财务承诺；第二，鼓励制定并实施综合性的国家视觉健康政策、计划和方案，开展符合 WHO 关于加强卫生系统、改善健康状况行动框架的视觉健康活动；第三，针对多部门参与和有效伙伴关系以加强视觉健康。针对这些目标，该决议提出了"开展有关视觉损害患病率及其原因的基于人群的调查""为制定/更新、实施和监测国家级/次国家级眼健康政策和计划提供领导和治理""让非卫生部门参与制定和实施眼健康/预防视觉损害政策和计划"等 12 项行动计划,并就指标设计、国家投入、国际援助等方面进行了讨论。具体内容请参见表 7-1。

表 7-1 《普遍的眼健康:2014—2019 年全球行动计划》的主要目标

目标	行动
1. 生成和使用证据,倡导会员国为眼健康增加政治和财务承诺	1.1 开展有关视觉损害患病率及其原因的基于人群的调查 1.2 评测会员国提供全面眼保健服务的能力并明确差距 1.3 记载提高眼保健普遍可及方面的最佳实践实例并用于倡导宣传
2. 按照世卫组织加强卫生体系以改善健康成果的行动框架,制定和/或加强并实施国家眼健康政策、计划和规划	2.1 为制定/更新、实施和监测国家级/次国家级眼健康政策和计划提供领导和治理 2.2 保证有足够的财务资源通过国家级政策、计划和规划改善眼健康并提供纳入卫生体系的全面眼保健服务 2.3 建立和保持可持续的提供全面眼保健服务的人员队伍,以此作为卫生人员队伍更广泛人力资源的一部分 2.4 与国家沙眼和盘尾丝虫病消除活动相结合,在初级、二级和三级各级提供全面和公平的眼保健服务
	2.5 使人们能够享有和获得质量有保证的基本药物、诊断工具和卫生技术,特别关注脆弱群体和服务不足人群,并且探索用以提高以证据为基础的新技术可负担性的机制 2.6 在国家信息系统中纳入眼保健服务提供及质量监测指标
3. 多部门参与和有效伙伴关系,加强改善眼健康	3.1 让非卫生部门参与制定和实施眼健康/预防视觉损害政策和计划 3.2 加强有效的国际和国家伙伴关系和联盟 3.3 将眼健康纳入减贫战略、举措和更广泛的社会经济政策

在三个目标和 12 项行动计划的基础上,WHO 提出了以下建议:第一,加大资金投入,开展视觉健康调查研究。WHO 建议分配更多的资源,既开展视觉损害流行病学调查,又开展视觉保健服务情况调查。第二,在关键利益攸关方的参与下,更新视觉健康和预防视觉损害的国家政策,为视觉健康提供更多资金支持,并且将初级视觉保健纳入初级卫生保健。第三,卫生部门应明确和邀请其他部门,如教育部、财政部、福利部和发展部等参与视觉健康行动计划,并加强合作。WHO 希望通过世界各国的通力合作,到 2019 年实现将可避免视觉损害的患病率在 2010 年 WHO 确立的基线基础上降低 25% 的目标,并且为 2020—2030 年在更大范围开展视觉健康行动的计划提供更大的支持。

二、将视觉健康的预防保健政策纳入基本公共卫生服务项目

发达国家的视觉健康问题日益严重,所耗费的医疗卫生费用也越来越高。例如,英国国家医疗服务体系(NHS,National Health Service)用于视觉健康的花费从 2003 年的 12.1 亿英镑上升到 2013 年的 22.6 亿英镑,上涨幅度接近 90%。NHS 估计,至 2020 年,英国视力损失(Vision Loss)人群会增加 30%;2030 年视力损失的人群大约会增加 60%(相比于 2010 年)。法国、德国以及美国都面临着类似的情况。并且由于视觉疾病所带来的问题越来越严重,政府预计会将越来越多的资金投入到视觉健康上。对于面临债务危机的西方国家(特别是欧洲国家)来说,这将是一笔不小的负担。鉴于视觉健康的重要性和视觉健康问题的费用压力,OECD(Organization for Economic and

Co-operation and Development,经济合作与发展组织)国家普遍开始重视视觉预防保健的工作(见表7-2)。

表7-2　OECD国家将预防纳入基本公共卫生或初级保健项目情况

国家	公共卫生:视觉保健	国家	公共卫生:视觉保健
澳大利亚	NO	韩国	NO
奥地利	YES	卢森堡	YES
比利时	YES	墨西哥	NO
加拿大	YES	荷兰	NO
捷克	YES	新西兰	YES
丹麦	YES	挪威	YES
芬兰	YES	波兰	YES
法国	YES	葡萄牙	YES
德国	YES	斯洛伐克	NO
希腊	YES	西班牙	YES
匈牙利	YES	瑞典	YES
冰岛	YES	瑞士	YES
爱尔兰	NO	土耳其	YES
意大利	YES	英国	YES
日本	YES		

根据2010年OECD国家的统计数据,绝大多数国家都把视觉健康保健纳入基本公共卫生服务项目或者初级保健项目。少数没有将视觉健康预防保健纳入基本公共卫生项目的国家,也对特殊年龄人群提供了有针对性的视觉健康保健服务。除了澳大利亚、韩国、斯洛伐克等少数国家以外,视觉健康保健已经成为OECD国家公共卫生服务或初级保健的基本内容。并且,这些国家的视觉健康预防保健政策是多维度的。随着科学研究的不断深化以及"将健康融入所有政策"理念的逐渐推广,OCED国家视觉预防保健已经从单一的医学

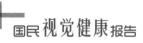

预防走向了重点人群干预、社会政策与医学保健相融合的新阶段。

发达国家的视觉健康预防保健政策的显著特点是对重点人群——少年儿童、老年人以及患有特殊疾病的人群进行干预,并采用社会政策与医学方法相结合的方式。重点干预对象的选择多数是基于视觉损害的两大致病因素:屈光不正与白内障。

针对少年儿童的视觉保健主要是应对屈光不正。英国全国筛查委员会(UK National Screening Committee)会在儿童体检的过程中对儿童的眼睛进行检查。在婴儿出生以后,分别会在婴儿出生数日、出生6—8周后进行新生儿体检以及婴儿体检,体检内容包括视觉健康检查。如果存在问题,会将其转至专业眼科服务机构。在儿童入学时(4—5岁),NHS会请专长于儿童视力的社区视轴矫正师对所有入学儿童进行视力筛查,单眼视力低于0.2的会将其转至专业眼科进行评估。在上学期间,学校护士也会定期进行视力筛查,以检测学前检查未能发现的弱视造成的视力减退、新发生的屈光不正、双眼视力、色觉缺陷问题。凡是小于16岁的少年儿童或者小于19岁的受教育者,英国政府都会为他们提供免费的视力检查。

法国视觉健康的保健服务规定主要由社保系统统筹付费。法国社保系统规定,孩子自小就要开始检查视力,包括检查眼睛的各种异常情况。检查一般在孩子出生后的第1周、第9个月、第24个月于妇幼保健中心进行。随后,基本是一年一次,在各医疗中心或医院进行。同时,法国的学校十分注意保护学生的视力,经常教育学生们在强烈光线下,要戴太阳镜来保护视力,多进行体育锻炼来预防近视等等;在饮食上也注重营养搭配,提供多种水果、蔬菜和含有脂肪酸的鱼类食物,而这些都有助于学生们预防近视。

新加坡成立了一个关于近视的多部门委员会,致力于预防和控制近视,同时规划有关近视的研究。新加坡从 2001 年开始在各所学校开展了一个广泛的"视力保健项目"(Vision Care Program),包含对学生的年度视力筛查、适当的屈光矫正、眼部放松技术的引入、户外运动的促进,以及教学材料和照明的指导方针。同时,新加坡还提出整合近视研究策略,将更多的资源投入到针对近视遗传基因的基础科研,并开展了解使屈光正常的细胞通路、开发为临床目的的动物模型等临床研究,用于阻止和延缓近视进程,开展矫正近视的随机试验。新加坡的预防保健政策在控制青少年近视患病率方面已经取得了较为显著的成果,具体内容请参看案例新加坡国家近视预防项目(详见附录 E)。

日本通过法律来积极维护青少年的视觉健康。1988 年,日本政府就制定了有关学生视力检查的训令,日本中小学生常规视力检查正式拉开序幕。在日本政府颁布的《学校保健法》中,与防治中小学生近视有关的法律条文主要体现在"学校保健安全计划""学校环境卫生""健康诊断与健康咨询"和"传染病预防"等章节的内容中。为了配合《学校保健法》的实施,从日本文部科学省到都、道、府、县教育委员会均坚持每年度对中小学生近视情况进行统计调查与对比分析,并进一步依据数据对比分析结果,提出改进与防治中小学生近视的指导意见与具体措施。同时,日本建立了政府、社区、学校与家庭四位一体化的保健委员会。学校作为防治学生近视的主体,负责制订详细的保护学生视力计划,设置养护教员,配备保健医师等。在此基础上,学校还需要组织学生开展早期教育和降低近视普及率的体育运动,减轻学生课业负担,适时进行生理和智力的全面发展。简而言之,发达国家在开展青少年近视预防保健方面已经形成了多部门参与(学校、医院、家庭医生、家庭)、多措施并行的预防保健体系。保健经费主要来源于国家财政或者公共社会医疗保险资金。

在老年人视觉健康预防保健方面,发达国家主要对老年人常见的白内障、青光眼等常见疾病进行预防筛查。例如美国 Medicare[①] 和 Medicaid[②] 每 12 个月对老年糖尿病患者进行一次眼部检查,而青光眼高风险人群(糖尿病、家族史、50 岁以上非裔美国人、65 岁以上西班牙裔)每年可以到国家授权的眼科医生处进行眼部检查。法国由社保资金和财政基金共同出资,为 60 岁以上的老年人进行一年一度或者两年一度的眼部检查,对糖尿病、屈光不正以及具有家族遗传历史的高危人群进行重点干预。英国 NHS 体系利用监测系统,系统监测老年人视觉健康疾病的发病流行情况,并且对重点人群采取筛查工作。英国则利用 NHS 体系为 60 岁以上的老年人、患有糖尿病的人群、40 岁以上且主要亲属患有严重视觉疾病的人群,以及盲人提供定期的视觉检查。如果穷人需要视觉保健服务,可以向政府申请视觉保健消费券(Voucher)用于视觉保健。政府会依据个人收入以及视觉健康的情况不同,为穷人提供 30—220 英镑不等的消费券。

三、发达国家的视觉健康保障体系

当个人出现视觉问题以后,可以通过医学治疗、配镜等方式得到有效的缓解。因此,建设高水平的视觉健康保障体系、服务人才体系以及器械管理体系至关重要。在发达国家,视觉疾病的医学治疗已经(除少数昂贵药品和器材以外)纳入国家公共医疗保障体系。发达国家基本医疗保障覆盖水平见表 7-3。

---

① Medicare:美国政府向 45 岁以上的人提供的医疗保险。
② Medicaid:美国政府向 65 岁以上贫困者提供的医疗保险。

表 7-3　发达国家基本医疗保障覆盖水平

单位:%

国家	住院治疗	门诊初级保健	专家门诊	临床实验检查	药物
澳大利亚	100	76—99	76—99	51—75	76—99
加拿大	100	100	100	100	51—75
法国	76—99	51—75	51—75	51—75	51—75
德国	100	76—99	76—99	100	76—99
日本	76—99	76—99	76—99	76—99	76—99
瑞士	100	76—99	76—99	76—99	76—99
英国	100	100	100	100	100

例如,英国 NHS 体系为所有老年人提供几乎免费的白内障治疗服务。法国则通过社会保险计划为所有视觉疾病患者提供高水平的医疗保障(住院治疗几乎免费,门诊治疗需要自付)。在法国,基本社会医疗保险覆盖了 70% 的门诊与初级保健服务,以及 80% 甚至 100% 的住院服务。美国 Medicare 可以覆盖白内障和青光眼的部分费用,包括:白内障摘除,并用人造眼内晶状体取代眼睛本身的晶状体的费用;在摘除白内障之后,放入人造晶状体之前这一间隔期,患者购买光学眼镜和隐形眼镜的费用;为诊断潜在视觉问题而进行的眼睛检查费用(即便未查出病症也可以报销);等等。由于发达国家已经普遍建立了覆盖全人口的高水平的医疗保障项目,视觉疾病的医学治疗保障问题属于基本疾病的种类,患者可以通过社会保障项目得到费用的减免,进而进行有效的治疗;穷人还可以通过政府的求助计划得到进一步的治疗补助。

在发达国家,公共医疗保障计划不仅将视觉疾病纳入社会保障项目,国民可以得到相应的费用减免,而且在一些国家,对于配镜等视力矫正的费用还可以获得医保费用或者财政经费的补贴。

根据表7-4的数据统计,29个OECD国家中有14个国家将眼镜配置纳入基本医疗保障,剩下15个国家中有7个国家可以通过购买补充保险的方式将眼镜配置纳入保险计划。对于那些因为特别贫穷而不能配置眼镜的特殊人群,许多国家则通过医疗救助的方式为其提供配镜服务。然而值得注意的是,虽然有14个国家将眼镜配置纳入基本医疗保障,但是患者依然需要自付大约50%的配镜费用,这主要是因为配置眼镜是弹性较高的医疗保健服务消费,需要通过控制自付率的方式防止对眼镜配置服务的过度使用。

表7-4　发达国家眼镜配置基本情况

国家	配镜是否纳入基本医疗保障	国家	配镜是否纳入基本医疗保障
澳大利亚	NO	韩国	NO
奥地利	YES(1%—50%)	卢森堡	YES(1%—50%)
比利时	YES(76%—99%)	墨西哥	NO
加拿大	NO	荷兰	NO
捷克	YES(1%—50%)	新西兰	NO
丹麦	NO	挪威	NO
芬兰	NO	波兰	YES(1%—50%)
法国	YES(25%—75%)	葡萄牙	YES(1%—50%)
德国	YES(1%—50%)	斯洛伐克	YES(1%—50%)
希腊	YES(1%—50%)	西班牙	NO
匈牙利	YES(1%—50%)	瑞典	NO
冰岛	YES(76%—99%)	瑞士	YES(1%—50%)
爱尔兰	NO	土耳其	YES(51%—75%)
意大利	NO	英国	NO
日本	NO		

以法国为例,强制社会医疗保险会根据医生的处方平均报销65%的配镜费用或者眼镜的更新费用。法国医疗保险规定,国民可以通过购买覆盖视觉健康服务的补充医疗保险计划(Complementary Health Insurance)实现配镜费用报销比例的提高(76 欧元即可覆盖所有视觉保健服务)。同时,法国的强制社会医疗保险还规定了个人自付的例外情况,在法国,个人的年收入低于贫困线,或者超过 65 岁以上的老年人且患有重大疾病,国家将免费提供补充医疗保险,对特殊人群实现了全面覆盖。英国虽然没有将日常的视力矫正服务纳入NHS 基本服务中(70%的 NHS 视觉资金用于眼睛疾病治疗方面),但是 NHS 为 60 岁以上的老年人、16 岁以下的儿童、患有重大视觉疾病的人群以及符合各种补助计划的穷人①提供了视觉保健消费券,以保障这些特殊人群可以得到基本的视觉矫正服务。2013 年,英国政府共为特殊人群发放了 49.6 亿英镑的消费券,根据服务需求的不同提供了 30—220 英镑不等的消费券。消费券的金额会根据医生的处方建议予以配定。例如 NHS 规定,如果患者的球光聚焦度不超过 6个屈光度的话②,NHS 会为其提供 38.3 英镑的消费券;如果患者的视觉损害非常严重③,NHS 会为其提供 211.30 英镑的消费券。

四、视觉健康人才体系与视光产品监管

在为视觉健康提供较为完善的财务保障的基础上,发达国家还

---

① 例如,在 HC2 和 HC3 名单上的低收入人群(HC2 和 HC3 是英国 NHS 关于低收入人群医疗相关费用补助的分级)。

② 单光镜片眼镜:球镜顶焦度不超过 6 个屈光度,且柱状镜度数不超过 2 个屈光度。

③ 双光镜片眼镜:满足球镜顶焦度不超过 14 个屈光度或柱状镜度数不超过 6 个屈光度的任一条件。

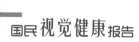

特别注重视觉健康服务人才队伍的建设。目前,英国和法国实施的3"O"体系受到了越来越多国家的推崇。在英国,3"O"体系的具体含义为验光师(Optometrists)、配镜师(Dispensing Opticians)和眼科执业医师(Ophthalmic Medical Practitioners)。在法国,3"O"体系的具体含义则为眼科医生(Ophthalmologists)、验光师(Optometrists)和配镜师(Opticians)。虽然这两个国家对3"O"体系的定义和职能分工有所不同,但是3"O"体系所强调的分工协作的视觉健康服务人才队伍标准化建设的思路正在被许多国家陆续采用和推广(Jahn R,2011)。

在法国,眼科医生需要接受全面而漫长的医学教育,这一过程往往持续11年。在完成了漫长的学业并完成博士论文后,直至得到博士学位,成为国家医学专业委员会承认的眼科医生。眼科医生毕业后需要注册法定医疗保险计划(Statutory Health Insurance-Scheme),并接受持续性的医学教育。根据规定,法国眼科医生可以从事手术型(进行白内障、睛珠偏斜、眼睑手术)和非手术型的行为(眼睛检查和视力测试),但不可以进行商业性质的视觉用具销售。在法国,一个人只有获得BTS-OL证书才可以被允许从事配镜行业。成为一名BTS-OL的配镜师,则需要经过两年全日制教育或者两年与学徒相结合的在职教育,并且获得在科学、工业科技或实验室科技方面的技能。配镜师可以出售、提供视觉用具,开眼镜店。在处方距今不足三年而且未更新处方的情况下,配镜师可以对16岁以上的顾客进行视力测试、修正处方,以及配眼镜。如果处方时间过长或者需要医保进行报销,则需要眼科医生先开处方,再由配镜师进行配镜。

在过去的很长一段时间里,法国从法律上看是2"O"体系(见图7-1):眼科医生和配镜师被纳入法国《公共健康法典》(Code de la Santé Publique)的管辖范围,以法律的形式明确了其从业的权限。获得了视光学硕士学位的配镜师,法国验光师协会(Association des Optométristes de France)允许其以"验光师"(Opticien-optométriste)的身份执业。但是截至2015年,《公共健康法典》仍没有关于"验光师"的具体规定,其法律地位大致等同于一般的配镜师。不过,随着法国眼科医生的缺口逐渐扩大,验光师的作用变得越来越突出,法国验光师协会利用《公共健康法典》规定模糊的条款,为验光师争取到了进行眼睛检查的法定权利,这意味着验光师正逐步进入法国的公共健康法律体系,法国法律视角上的2"O"体系正逐步转变为3"O"。这一发展历程表明,分工协作与能够进行标准化建设的3"O"体系更适应巨大的市场需求,符合未来发展的趋势。

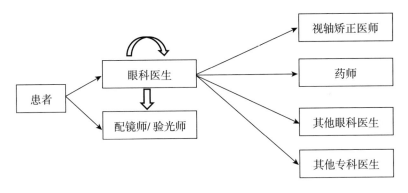

图7-1　法国视觉健康人才体系

在英国的3"O"体系中,验光师的作用更加被强调且占有重要地位。在基础视力保健中几乎所有的视力测试、眼睛检查都由验光师进行。并且,由于英国的验光师受到的教育比其他发达国家更加综合,因而会被授权进行一些基础性的诊断服务(并有权使用诊断、治疗所需的药物)。而由于眼科医师人数较少,因此他们则主要从事着复杂视觉健康疾病诊断、治疗以及康复工作(2013年的统计数据显示,全英格兰共有2 400名专业眼科医生、10 500名验光师、5 300名配镜师)。

在英国,验光师和眼镜配镜师必须注册成为视光学总会(General Optical Council,GOC)会员,遵守其行为守则、履行规定义务和承担相应责任。获得验光师职业资格的条件是具有视光学本科学位,并完成一段时间的注册前训练。这一过程一般要花费四年。最常见的一种是完成三年与GOC的要求相匹配的本科生课程和一年的注册前训练(注册前训练是在GOC注册的验光师监管下的带薪训练);另一种是完成四年硕士研究生课程,即进行三年的学习(含注册前训练),并在私人执业诊所和医院各训练半年。验光师工作范围包括:记录症状和病史,视力测试、评估双眼视力,对眼镜外部、内部检查,开配镜的处方等。眼镜配镜师也要求经过3—4年的学习和训练,完成配镜课程;再经过一段时间的实习,通过英国配镜师协会(Association of British Dispensing Opticians)的考试。配镜师一般与验光师合作,可以出售视觉用具,但不能进行视力测试,也不能对自行眼压测试的结果进行数据解读。

除了分工明确的3"O"标准化体系只是在法国和英国完整实施以外,其他发达国家和地区的视觉健康服务行业也正在积极探索建立标准化的视觉健康服务人才体系。例如,新加坡同样区分验光师、配镜师和眼科医生。其验光师的主要工作是进行视力测试,对视觉用具开处方,检测眼睛是否异常等;验光师应当具有视光学的学位,并获得相关证书。配镜师则可以为8岁及以上的顾客验光,解释医生和验光师开具的处方,提供、准备、配置、调适除了隐形眼镜以外的视觉用品。但是在执行过程中,一些验光师将自己的证书挂靠在若干家眼镜店,而由眼镜店中未获得验光师资格证书的工作人员为顾客进行验光,因此3"O"标准化体系在新加坡尚待进一步落实。在我国台湾地区,《验光人员法》明确规定:只有在专科及以上学校的验光学、视光学专业毕业(包括国外同等学历)并实习合格,参加并通过验光师考试,依法领有验光师证书,才能充当验光师;如果验光人员发现患者视力不能矫正至正常水平,应该转介患者到眼科专科医师处就诊。《验光人员法》对验光师的服务范围作出了明确的规定。在德国,视觉健康行业也区分眼科医生、配镜师和验光师。德国配镜师需要经过三年的训练,其定位与法国类似。对于验光师,只有经过研究生培养才能具有配隐形眼镜和检测眼睛是否异常的能力。虽然这些国家和地区在具体执行规定的过程中依然存在职能分工尚未完全清晰、标准执行尚不到位的问题,但是其建立标准化服务人才体系的方向值得我们学习和借鉴。

此外,值得一提的是,发达国家和地区通常也将光学镜片和镜架本身作为医疗产品进行监管。例如,欧盟将国际标准化组织制定的光学眼镜架标准 ISO 12870:2012 纳入欧盟医学产品指令中,属于欧盟 93/42/EEC 医学标准范围的基本医学产品。

五、从维护视力到维护视觉质量

随着 WHO 和发达国家和地区对视觉健康的日益重视,系统性和针对性的视觉健康政策正在陆续制定和实施。2013 年通过的《普遍的眼健康:2014—2019 全球行动计划》呼吁所有国家特别是发展中国家采取措施应对全球视觉健康挑战,其所提出的加强视觉疾病科学调查研究、制定视觉健康政策以及加强多部门合作策略可以为我国完善视觉健康政策提供重要的参考。我国作为 WHO 成员国,可以利用决议的机会,通过国际合作、多部门倡导等手段开始着手应对我

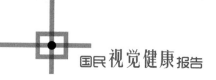

国严重的视觉健康问题。

发达国家和地区以下方面的经验尤其值得我国在制定视觉健康政策以及行动规划时学习和借鉴：

第一，发达国家和地区通过建立视觉健康档案对重点人群进行跟踪监测，既为其制定科学合理的视觉健康干预政策提供了条件，也为早发现、早治疗提供了宝贵的机会。

第二，发达国家和地区的视觉保健政策已经从单一的医学预防政策转向医学、社会政策整合的新方向。比如，颁布电子产品使用指南、与教育部门合作增加户外活动时间等政策的实施，极大地改善了新加坡和其他发达国家和地区青少年的视觉健康情况。

第三，发达国家和地区普遍将视觉健康纳入国民健康保障体系，从预防、治疗到康复甚至配镜都已经纳入其基本医疗保障。这为实现国民视觉健康的整体化提供了最坚强的保障。

第四，发达国家和地区对视觉健康人才和视觉健康产品进行了严格的管理。除了传统的手术、开药等过程受到严格监管以外，发达国家和地区的眼镜生产、配镜流程都有严格的规定，都将其纳入医疗行为监管。在这样的监管体系下，分工明确的3"O"体系应运而生。

第 **8** 章

国民视觉健康政策建议

　　前面已经论及,政府有责任、有能力通过制定公共政策来维护国民的视觉健康。新加坡政府就曾将近视预防提升到国家安全的高度,为此设立专门的国家近视防控项目,由教育部和卫生部牵头来制定相关的干预政策,并基于青少年视光档案进行循证决策,制定了极有针对性的干预措施,最终使得该国青少年的近视率下降了5%。

　　而我国的现实却是公共政策执行效果不佳、产业发展状况不尽如人意,因而视力缺陷带来了沉重的社会负担,造成了难以估量的经济损失。究其原因,是视觉健康没有受到足够的重视,公共政策和行业政策的理念和原则不清晰,相关政策不成体系。

　　构建我国视觉健康公共政策体系,首先要解决理念的问题,理念决定整体的规划。其次,要处理好原则问题,原则问题决定了资源分配和操作手段。

一、视觉健康政策的理念

　　一直以来,社会各界对视觉健康的重要性、复杂性和迫切性缺乏认识,造成了我国各类和眼健康相关的政策始终以防盲治病为导向,关注的仅是单个的眼病,而非个人和国民整体的视觉健康。进一步地,由于复杂的眼睛发育与功能监测被简单化,"预防为主"也难以实现。

虽然政府启动的"百万贫困白内障患者复明工程"等项目在减轻白内障患者负担上取得了显著的成效,但是这些针对单个眼病、带有扶贫性质的项目关注范围较窄、受众也很有限,包括近视在内的多种因素仍在影响着更广大人群的整体视力健康。基于本书的保守估计,我国仅视力缺陷导致的年度社会经济负担就已经超过 6 800 亿元!

由于近视等因素造成的视力缺陷是可防可控的,因此针对眼睛的发育机制来制定科学的、系统的公共政策,既可以促进广大青少年少近视,甚至不近视,也可以减少国民所受到的视觉损害,从而避免巨额社会经济负担的产生。

二、视觉健康政策的两大原则

我国在转变视觉健康公共政策的过程中,必须要坚持"人人享有视觉健康服务"和"将视觉健康融入多领域政策"这两大原则。

现阶段,我国眼科资源存在着不同地区分布不均的现象,而且这些专业资源往往集中在白内障等眼疾的诊疗之上,贫困落后地区人群、未患眼疾但受到视力缺陷影响的人群没有很好地享受到公共政策福利。只有坚持"人人享有视觉健康服务"原则,才能保障视觉健康以及与视觉健康相关的公共政策福利在不同地区和人群之间的公平性。

由于影响视力缺陷的因素与生活习惯、生活环境、社会文化等多种因素紧密相关，仅靠卫生领域的规划和投入尚不足以有效地达到政策目标。因此，要坚持"将视觉健康融入多领域政策"的原则，在卫生、教育、劳动保障、产品质量监管等多方面的政策中考虑其对视觉健康的影响，从而保障视觉健康政策与现有政策的协调性和可操作性。

三、决策层面

在决策层面，首先应当整合决策体系，解决谁为国民视觉健康负责、从哪些方面来负责、为谁负责这三个问题。

鉴于视觉健康对国民生活和国家发展都有着巨大影响，在打造"健康我国"的过程中，有必要将视觉健康纳入国民健康保健体系，明确卫生部门的职责。维护国民视觉健康涉及视觉健康公共服务、公共教育、预防保健、医疗保障和视光行业监管等多个方面，相关疾病的防控过程具有复杂性和长期性，需要多个部门长期、高效地合作。从专业性和可问责性的角度来看，我国原有的碎片化决策体系已不足以为国民视觉健康保驾护航，因而有必要确立保障国民视觉健康的专门部门，建立以卫生部门为中心的国民视觉健康问责机制，形成以卫生部门为主导、多部门联动的决策机制，从而系统地制定与视觉健康相关的公共政策。

在卫生部门的主导下，各地区、各部门既有的干预措施可以逐步整合、衔接起来，并在现有基础上进一步加强部门合作，以增强屈光类疾病防控的可持续性和科学性。我国部分发达地区已经开始试行的近视干预项目（例如上海市高度重视青少年近视防控工作，早在

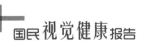

2011年就把建立屈光发育档案作为其公共卫生服务的重要内容），具有进一步完善青少年近视防控体系、为全国做榜样的潜力。但我们必须看到，目前全国大多数地区仅仅将近视干预作为公共卫生项目的一项内容，对视觉健康问题的重视程度和相关部门的联动程度仍然有待加强。在市一级的层面，可以设立市级的近视防控委员会来负责决策、监督和考核。该委员会主要由卫生、教育部门来牵头，财政、社保、新闻宣传等部门参与，以解决部门之间的协调问题和短期利益约束问题，建立起长效的决策机制。

在通过部门协作制定防控干预政策的基础上，各部门也应有所分工，在维护国民视觉健康中发挥各自的专长，有效履行部门职能。例如，卫生部门主要负责健康教育、指导、考核和屈光发育档案资料的基础研究；教育部门主要负责制定和落实健康教育政策，建立屈光发育档案；财政部门和社保部门主要负责落实近视防控项目的经费保障；新闻宣传部门主要负责儿童近视防控知识的宣传等。

同时，要建立起决策支持体系，在决策过程中做到"循证决策"。通过促进科研机构、公共卫生机构以及相关政府职能部门的紧密合作，可以对我国国民视觉健康实行连续的、动态的跟踪监测，从而为确定干预重点、干预时机与干预手段提供科学依据。在此科学指导之下，政府才更可能制定出既可行又有效的政策。

现阶段，我国对视觉健康相关疾病的研究明显不足。现代眼科学源于西方医学，但近视等对我国影响巨大的眼疾并未构成西方国家的主要视觉健康威胁，因而对相应的发病机制、干预措施研究较少。同时，考虑到西方医学发展过程中的主要研究对象与我国国民可能存在身体素质与生活方式上的差异，其研究结果也未必完全适用于我国国民。近视在东亚国家的高发，在近三十年才逐渐引起社会的重视。关于近视的长期跟踪性研究不足，导致近视防不胜防。

我们可以借鉴台湾地区和新加坡的近视干预经验建立循证决策体系。通过建立视力健康档案与青少年屈光发育档案等多种方式，支持并大力开展相关的基础研究，为采取有效的干预措施提供科学依据。

四、规划层面

在规划层面上，首先，应当以实现整体的视觉健康为目标，做到政策功能全人群、全方位的覆盖。在全人群覆盖上，视觉健康公共政策一方面需要继续加强对少年儿童和老年人的保障；另一方面也要扩大人群覆盖范围，为广大处于劳动年龄阶段的各类从业人士提供最基本的视觉健康保健服务。在全方位覆盖上，公共政策需要从公共教育、预防保健、医疗与康复各个环节入手，从根本上控制发病风险，减少眼疾的发生，从而提升国民整体的视觉健康。

其次，应当从政策目标出发，规划所需的要素投入，而这一规划的核心在于眼科、视光学科的人才培养与社会需求相匹配。发达国家在视觉健康服务方面的经验表明，专业化的人才队伍是实现"人人享有视觉健康服务"的核心要素。目前我国的眼科医生、验光师以及配镜师的数量和质量远远不能满足国民视觉保健的需求，长期人才稀缺的背后是验光师、配镜师等职业较高的专业性与较低的职业认同感之间的矛盾。由于相关问题长期存在，视光学相关专业的招考规模严重不足，加之在就业环节缺乏规范，难以体现专业培养的价值，人才培养不足且流失严重，形成了符合资质的验光师极度稀缺、我国尚无配镜师职业定位的局面。

针对这一情形,我国应从培养体系和行业准入这两方面入手,并将二者结合起来,探索建立符合我国国情的3"O"(眼科医生、验光师、配镜师)人才队伍,并根据三种职业不同的专业方向和培养成本,结合国民对视觉健康服务的现实需求,合理规划其培养体系。一方面,我国需要加强医学院的眼科医生培养;另一方面,我国应针对验光师和配镜师的执业特点,分别制定相应的学校教育、职业培训和执业考核的规模与内容。我国眼镜验配行业从业人员众多,但符合资质的验光和配镜人才却十分稀缺,可以采取加强职业培训和考核的方式,推动数量巨大的眼镜店从业人员就地转型为合格的配镜师。在视光学科公共教育资源稀缺的情况下,可以鼓励、引导现有的以依托医学院校和医院建立的视光中心为代表的民间力量,参与验光师和配镜师的职业培训,共建视光学人才培养体系。

再次,要坚持"预防为主",增加公共教育与预防保健的资源投入,增强预防保健政策的预防功能。进入信息时代后,无处不在的电子产品和长时间的近距离工作,都对国民视觉健康形成了持续的威胁。如果不做好预防工作,高昂的治疗成本、康复成本,以及视力缺陷人群产生的经济损失会对我国社会经济发展构成严重的负担。

目前,我国围绕眼健康开展了一定的公共教育,但其受众非常有限,传播效果不佳;虽然已将视力测试纳入中小学生的定期体检,但对眼睛发育情况的关注明显不足。我国一方面要继续加强针对青少年视觉健康的教育,另一方面也应关注职业人士与中老年人,让视觉健康知识走进家庭、校园、企业和各种公共场所,让更多民众认识到长时间使用电子产品与长时间近距离用眼的生活、工作方式有害视觉健康,需要主动做好视力保健。在增强视觉预防保健方面,应逐步扩展初级眼保健服务项目,从基本的视力检查和传染性眼疾筛查,扩展到包含眼底检查、近视力检查、屈光系统生物参数检查等在内的保健服务。增加对事前筛查和保健的投入以减少视力缺陷的发生,避免产生高昂的治疗和康复成本。

最后,要做到"防治结合",将屈光类疾病的治疗也纳入医疗保障的范围。本书已经分析指出,国民对视觉健康缺乏认识,事前不知预防、事后无力治疗,这影响到劳动参与和劳动效率,会形成巨额的经济损失。因此,有必要将影响国民视觉健康的主要眼疾的治疗,如白内障、屈光不正等,逐步纳入医疗保障的范围。

近年来,"百万贫困白内障患者复明工程"和"视力第一我国"等重大公共卫生项目在减少白内障带来的视力缺陷方面已经产生了显著的成效。但是,由于这些项目具有扶贫性、非长期性等特点,其覆盖面窄、可持续性弱,不利于开展普查普治,不能在长期实现促进全体国民视觉健康的目标。在这一方面,医疗保险应大力加强对可避免的视力缺陷的医疗保障,鼓励早发现、早治疗,从而降低治疗难度、节约社会成本。

五、操作层面

在将资源转化为人人可及的视觉健康服务的过程中,需要兼顾公平和效率,落实好"人人享有视觉健康服务"和"将视觉健康融入多领域政策"这两大原则。

在实际操作中,首先要确定人群和地域的资源分配方式。基于"预防为主"和"防治结合"的规划,应该将青少年儿童作为重点干预人群,并适当对落后地区倾斜。

为落实"人人享有视觉健康服务"的原则,有必要将覆盖全人群

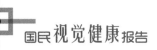

的初级视觉健康保健服务纳入基本公共卫生服务,并建立终身的视觉健康档案。在全国层面,虽然初级眼保健早已是我国基本公共卫生服务的一部分,但其只局限于最基本的视力测试,严重滞后于人们的实际预防保健需求。在地方实践中,虽然部分省份已经将眼底检查纳入基本公共卫生服务项目,但尚局限于幼儿常规视力检查以及老年人视网膜病变等眼疾筛查。由于视力缺陷的预防工作具有复杂性和系统性,我国需要将已有的初级眼保健服务扩展到初级视觉健康保健服务,从简单的远视力检查扩展到包含近视力检查、屈光系统生物参数检查等在内的保健服务。

在提供初级视觉健康保健服务的过程中,应该注重建立完整的视觉健康档案,尤其是青少年的屈光发育档案,这对于实现对青少年儿童视觉健康的有效干预有着十分重大的科研与政策意义。目前,国内关于儿童及青少年屈光发育与眼轴、前房深度、角膜曲率、身高等指标的相关性研究较为缺乏,因而对我国近视的发生原因和主要危险因素还不甚清楚,政策制定缺少科学的支撑。西方发达国家的近视防治政策大多是建立在长期跟踪、监测以及科学分析的基础上,因而其制定的政策更加科学、有效。因此,在我国建立视觉健康档案与青少年屈光发育档案,将是防治近视、促进整体视觉健康工作中的一项重要的基础性工程,它能够实现循证决策,使得视觉健康政策更加科学和精准。

不仅如此,为确保不同地区的人群都能享受到视觉健康服务,应当在贫困地区实施儿童视觉健康重大公共卫生项目。调查数据显示,在陕西、甘肃的农村地区有5/6的近视少年儿童没有佩戴眼镜,其中一大原因就是经济问题。研究表明,及时佩戴眼镜能够帮助儿童提高学业成绩,同时显著改善视力状况,对儿童的教育、就业和终身幸福都有帮助。考虑到视觉健康对劳动参与和劳动生产效率的显著影响,改善贫困地区少年儿童的视力状况也是消除贫困的一大必要途径。因此建议国家可以参考"农村义务教育学生营养改善计划""百万贫困白内障患者复明工程"等重大公共项目的成功经验,启动贫困地区儿童视觉健康工程,通过重大公共卫生服务项目为适龄贫困少年儿童提供预防保健、合理配镜以及疾病治疗等服务,保障其视觉健康。

当然,要促进整体的视觉健康,仅仅有视光档案和相关公共卫生项目是不够的。为了高效地应对视觉健康危机,必须采取多领域协同的应对策略,将视觉健康政策融入各个领域的公共政策之中,以消除造成视觉健康危机的社会经济因素。

将健康融入所有政策,既是我国的历史经验,也是发达国家现在的普遍做法,有助于提高政策的执行效率。《世界卫生组织烟草控制框架公约》(以下简称《公约》)为我们提供了将健康融入所有政策的操作路径。《公约》提出通过公共卫生、宣传教育、提税提价、禁止广告促销赞助、检测评估以及营造无烟环境来实现全方位监控的策略。我国在执行过程中采用了立法明确部门分工、卫生部门主导政策制定的操作方式,较有成效地改善了国民的健康行为;在制定视觉健康公共政策时,可以借鉴《公约》的经验,运用一揽子的策略,通过多部门的分工配合,为国民营造更有利于视觉健康的工作环境、生活环境,让社会氛围、经济激励等因素有利于促进视觉健康的良性循环。

六、监管层面

对于视觉健康政策的各个环节和方面,都应有相应的监管体系,以确保国民得到适宜的视觉健康服务。

尤其需要加强的是我国对视觉健康从业人员和视光产品的监管。由于视光服务和视光产品都具有专业属性,因此应当实行由医疗卫生部门主导的监管政策。

对行业进行监管的第一步是确立眼镜等视光产品的监管标准,以改变现阶段对视光产品进行多头监管和专业性缺失所导致的行业乱象。在我国,光学眼镜被划入一般的轻工业产品中,其生产销售与普通商品无异。虽然在从生产到销售的过程中,工商、质监等多个部门分别会进行检查、监管,但是不同部门的监管缺乏统一的目标和标准,各部门之间难以形成有效的合作,不法商贩可以在监管环节的缝隙中牟取非法利益,合法商家也缺少正规化、专业化发展的经济激励。因此,建议参照国内外医疗器械管理相关办法来制定镜片、镜架等的生产准入与验光配镜监管标准,并将其与一般轻工业产品区分开来,实行由卫生部门指导、食品药监部门落实的监管制度,改变多头监管乱象,实现从事前准入、事中督查到事后审查的全方位的监管。

继而要提高行业准入限制,对于不符合资质的镜片、镜架,要求生产企业和眼镜验配企业限期整改,以引导行业健康发展。尤其是在眼镜验配领域,由于眼镜验配中的医疗属性长期被忽视,相关监管的合法性一直未得到确认,在准入门槛的科学性和实际执行的有效性上都没有得到重视,因而在"简政放权"的总体思路下,眼镜验配行业的准入要求和其他普通行业一样被放弃了。在认识到眼镜行业对国民视觉健康的重要意义后,对相关行业进行监管的合法性和合理性得到了确认,因而可以根据眼科学和视光科学的专业要求,有针对性地提高行业准入门槛。具体而言,可以在医疗卫生部门的主导下,划定 3 "O" 体系中验光师、配镜师各自的职责范围,进而明确不同级别的验光师、配镜师的执业范围。

当然,对行业的监管应当和其他政策工具相互配合,可以探索通过医保、税收和价格杠杆,推动建立符合行业规律的人才薪酬体系;可以将医学验光纳入医疗保障体系中,参照英、法等国的政策实践,对重点人群实施验光报销,或者鼓励商业医疗保险等补充性保险来保障验光费用,培养国民对医学验光的认同,提高验光人才的职业认同感。此外,在眼镜验配行业,应对验光和配镜实施差异化的税收政策和物价管理政策,将验光定位为服务,并辅以严格的质量监管,体现配镜过程中验光和配镜的劳务价值,引导眼镜验配行业主动配备符合资质的验光人才和配镜人才,通过推动验光医疗化来促进验光师执业医疗服务化。

七、结　语

(一)视觉健康危机已在眼前

自中华人民共和国成立以来,我国政府一直关注国民的健康状况,通过开展"爱国卫生运动"等多种方式,显著地改善了国民的生活条件、提升了国民的健康水平、延长了国民的预期寿命,也为国家长期的发展和建设提供了有力的支持。在眼健康相关领域,我国首创了保护青少年视力的眼保健操,为维护青少年视力做出贡献。20 世纪 80 年代以来,我国与视觉健康相关的公共政策一直着重于防盲治盲(在 80 年代以前以"消灭沙眼"为目标,80 年代至今则以"白内障复明"为目标),各级相关机构设置也围绕这一政策重心展开。经过多年的探索,逐步形成了卫生部门、残联等多个部门协作开展防盲治

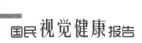

盲工作的实践模式,从而显著地降低了白内障患病率、让数百万国民重见光明。

然而,随着社会经济的快速转型,我国国民的生产生活方式已经发生了翻天覆地的变化,对视觉健康的要求已经不能再局限于防盲治盲,而是不仅要"看得见",还要"看得清",并且"看得久"。虽然国民对视觉健康的实际需求已经发生了变化,但我国的公共政策却停留在以往以防盲治盲为主的框架之下,重点关注的是单个的眼病,却忽视了整体层面的视觉健康;对于正处于快速转型、迈向中高收入国家阶段的中国来说,现阶段视觉健康的公共政策的理念不够清晰,卫生、教育、质监、人社等部门"九龙治水"的执行体系过于碎片化,其间横向合作不足,因而从预防保健、公共教育、质量监管到人才培养,各方面都显得不尽如人意。

同时医保覆盖范围和覆盖力度都较为薄弱,眼科医疗资源十分匮乏且呈现出区域性、人群上的分布不均,加之视觉健康配套产业发展状况不佳,公众视觉健康意识和知识匮乏,我国面临着严重的视觉健康危机。

从视力缺陷的影响范围来看,我国"看得清"的患病人数远远高于"看不见"的患病人数。一方面,5 岁以上(不含 5 岁)总人口中约 5 亿人存在各类屈光不正问题,单是我国高度近视的总人口就近 3 000 万人,远远超过了各类引起低视力或失明的病因的患病人数总和。随着屈光不正快速低龄化,近视已经成为影响当代和未来人口素质的"国病"。另一方面,40 岁以上人群中普遍存在未矫正的老视,总患病人数约为 3.71 亿。人口老龄化的背景下,各类老年性视力缺陷患病年龄提前(例如白内障和老视早发等),这将因患病个体病程延长、患病人数激增而给社会造成沉重的负担。可以说,视觉健康危机已在眼前。

（二）对视力的关注应当与时代发展、现实需求相契合

社会发展至今,人们对视觉健康的需求逐渐从控制视觉器官层面的病变情况的狭义视觉健康,转变为享有包括与视觉直接相关的个人健全发展和有效参与社会生活在内的广义视觉健康;这就意味着公众、社会和政府部门应当转变对视觉健康的认识,从广义视觉健康的视角来理解视力缺陷对我国社会产生的严峻问题。随着时代的发展,我国社会的现实需求发生了变化,人们的关注重点逐渐改变,关于视觉健康的衡量也应当从"防盲治盲"思路下的"视力残疾"标准转向"整体性视觉健康"理念下的"视力缺陷"标准。

在本书中,考虑到现阶段我国患有轻度和中度视力减退的人口数量巨大且呈现快速增长的趋势,我们采用了视力缺陷的标准,以描述因各种原因而造成的裸眼远（近）视力减退至低于 0.8 的情形,进而衡量视力缺陷给个人带来的不便和使其失能所造成的经济损失、社会负担。根据我们的保守估计,2012 年各类视力缺陷导致的社会经济成本在 6 842.83 亿—6 910.90 亿元之间,占当年 GDP 的 1.317%—1.330%。

由于数据的限制,我们做的是较为保守的、静态的估算,但即便是保守估计的结果,近 7 000 亿元的社会经济损失已经值得引起关注。如果进一步考虑视觉健康问题的负外部性以及近视等视力缺陷的终身性,视觉健康问题导致的社会经济损失将远不止千亿元级别。

从视力缺陷在不同层次、不同环节造成的社会经济损失,可以反过来审视公共政策在各个环节的规定是否恰当:公共政策各个环节的不同安排会产生不同层次的视力缺陷成本,进而体现在社会经济

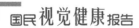

损失的成本结构中。在本书的研究中,我们分层次、分环节考虑了视力缺陷带来的社会经济损失,对经济损失的构成做了分析。

与欧美发达国家"多预防保健、多诊疗康复、少劳动参与损失、少生命质量损失"的成本结构不同,我国视力缺陷的社会经济损失中发生在视力功能损害治疗环节的医疗成本和康复成本占比偏低,诊疗和配镜成本总计为 860.55 亿—928.62 亿元,占总成本的 12.58%—13.44%;康复成本含低视力康复训练与白内障复明手术,约为 11.7 亿元,占总成本的 0.17%。与预防保健投入不足、诊疗康复投入不足相伴的是,发生在与视力相关的能力损害环节的劳动损失和生命质量损失巨大,其中视力缺陷患者劳动参与损失就已经高达 5 971 亿元,占总成本的 86.40%—87.26%,仅此一项便占 GDP 的 1.15%。不仅如此,处于劳动年龄阶段的轻度、中度视力缺陷的患者的年均劳动收入比视觉健康的人群低 2 517 元,这一收入差距相当于城镇居民家庭人均可支配收入的 1/10、农村居民家庭人均可支配收入的 1/3。这一人群的劳动收入损失总计约为 5 140 亿元;从数值模拟的结果来看,对视力缺陷进行健康干预带来的收益也将是巨大的。

面对未病和已病,如何分配有限的资源,将是公共政策分析要回答的核心问题。在未病的层面上,虽然对全体国民(尤其是重点人群)进行预防会产生公共卫生支出,但预防缺失将造成视力缺陷的高患病率,进而社会要么承担事后的医疗成本和康复成本,要么承担视力缺陷造成的劳动效率损失。在已病层面上,接受适宜的治疗会恢复一定程度的视力功能,但也会产生相应的医疗成本和康复成本;若没有接受适宜的治疗或者治疗无法完全消除视力缺陷造成的视力功能损害,还会进一步导致与视力功能相关的活动能力受损,如阅读和行动能力等,会阻碍个人的劳动参与,损害生命质量。不论是在预防与治疗之间的选择，还是在治疗与放任之间的选择，前一个环节的投入，节约的是下一个环节的成本。因此可以说，政府部门有必要明确"预防为主"和"防治结合"的理念，采用切实有效的手段，将有限的眼科医疗公共资源配置在促进全人群整体性视觉健康的方向，从而将投入的公共眼科医疗资源转化为全体国民的视觉健康。

（三）视觉健康政策的转型方向

随着信息时代的到来，视觉健康在国民健康中的重要地位逐渐显现出来。但不论是从现有的政策规定来看，还是从国民视觉健康的现状来看，相关公共政策和产业政策都已明显落后于时代的步伐，不再适应现阶段国民对视觉健康服务的需求。

为了构建一套科学的、高效的、可操作的视觉健康公共政策体系，有必要借鉴发达国家和地区以及部分发展中国家在视觉健康保健、视觉健康医疗服务以及人才队伍建设等方面较为系统的经验。第一，发达国家和地区通过建立视觉健康档案对重点人群进行跟踪监测，为制定科学合理的视觉健康干预政策提供了基础，同时也为早发现、早治疗提供了宝贵的机会。第二，发达国家和地区的视觉保健政策已经从单一的医学预防政策转向了医学、社会政策整合的新方向。第三，发达国家和地区已经普遍将视觉健康纳入国民健康保障体系中，从预防、治疗、康复甚至配镜都已经纳入基本医疗保障中，这为实现国民视觉健康整体化提供了最坚强的保障。第四，发达国家和地区对视觉健康人才和视觉健康产品进行了严格的管理：除了传统的手术、开药等过程受到严格的监管以外，其对眼镜生产、配镜流程都有严格的规定，并将其纳入医疗行为监管中。在这样的监管体系下，分工明确的3"O"（眼科医生、验光师和配镜师）体系应运而

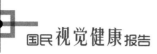

生。第五，发展中国家所面临的视觉健康人才分配不均的问题值得我国予以警示。同样作为发展中国家，我国也面临着城乡差距过大、地区发展不平衡等问题，培养能够留在基层的视觉健康人才是未来我国视觉健康政策所面临的重大挑战之一。英国通过大力培养验光师以解决眼科医生不足的问题，或许能够为我国解决视觉健康人才分布不均衡的问题提供思路。

在吸收国际经验的同时，应当从"整体的视觉健康"这一理念出发，围绕"人人享有视觉健康服务"和"将视觉健康融入多领域政策"这两大原则，建立起整合高效、循证决策的决策体系，做好整体覆盖、需求导向、预防为主、防治结合的资源配置，采用重点干预青少年儿童、适当照顾落后地区和各领域政策多管齐下的操作方式，辅之以医疗卫生部门主导的专业化监管，从而形成科学高效的、适应我国国情的视觉健康政策体系。

希望社会各界能明确目标、共同努力，围绕视觉健康开展更多广泛深入的研究、开展更多积极务实的合作项目，从而提高国民视觉健康水平，让国民的眼睛更加明亮，让祖国的未来充满光明！

附　录

附录 A　远视力缺陷患病率估计

一、研究对象与数据

我们参考 WHO 专家 Mariotti（2012）与 Resnikoff et al.（2004）关于远视力缺陷全球患病情况的估算方法，结合我国国情，采取了分年龄段、分视力缺陷程度的分解加总法来估计我国远视力缺陷的患病情况。

1. 分析的人群、地区与时间

我们考虑的是 2012 年全国 5 岁以上人口（不含 5 岁）的远视力缺陷患病情况，把时间划定在 2012 年，是由于可比的数据最多更新至 2012 年。之所以考虑 5 岁以上人口，是由于 0—5 岁幼儿的视觉功能仍然处在发育阶段，屈光不正以及远视力功能的简单测定往往不能反映真正的远视觉健康情况。不仅如此，儿童的视觉完善过程和认人识字的过程相似，需要到 6—8 岁才能对视力表产生完全的认知，在此之前不能轻易认定儿童存在视力缺陷（石一宁，2012，第 95、97 页）。

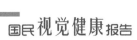

2. 远视力缺陷率的估算框架

根据与年龄相应的社会经济特征和国内数据的可得性,我们把5岁以上人口划分为6—15岁、16—24岁、25—49岁以及50岁以上这四个年龄段。同时,在每个年龄段内,我们也区分了远视力缺陷的四个等级,即轻度受损、中度受损、重度受损与失明。由于已有的研究文献针对的都是特定人群,采取分年龄段、分受损程度的估算框架,会大大增加本书估算结果的可比性,也有利于比较不同人群中的远视力缺陷负担情况。

3. 数据

我们充分利用了2010—2013年间已有的流行病学调查统计、眼科和视光学科的研究文献、2006年全国残疾人抽样调查中的远视力残疾数据和2012年CFPS中提供的远视力数据来推算患病率。在此基础上,结合我国人口普查数据来推算我国各类人群远视力缺陷总数。关于各类数据的特点,在第三章已经有所分析,此处需要再加以说明的是关于2006年全国残疾人抽样调查数据的使用。无论是流行病学调查、眼科和视光学科的研究文献,还是CFPS数据,要么样本容量不够,要么关注重点不同,都很难提供关于我国重度远视力缺陷和失明患病率的有效估计。而与这些研究文献相比,我国残疾人抽样调查远视力残疾部分关注的恰好是这些远视力缺陷十分严重的人群,提供的统计数据虽然偏保守,但相对会接近真实情况。

二、远视力缺陷患病率估计方法

基于分年龄段、分受损程度的估算框架,我们针对各个年龄段不同远视力缺陷程度的患病率采取了不同的估计策略。所有远视力均为裸眼远视力,如无特殊说明,各年龄段的重度远视力缺陷和失明的患病率均来自我国残疾人抽样调查的统计推算。下面介绍轻度远视力缺陷和中度远视力缺陷的估算情况。

1. 6—15 岁人群:利用流行病学调查数据确定患病率分布区间

6—15 岁的人群为我国的学龄少年儿童,都处在接受九年制义务教育阶段。已有的针对中小学生远视力缺陷情况的流行病学调查,可以作为这个年龄段人群的代表性样本,通过对比这些流行病学调查的统计数据来确定 6—15 岁人群的远视力缺陷患病率。之所以不用 CFPS 的数据,是由于少儿问卷部分都由成年人代为回答,存在误报和低估的情况。

通过分析已有的文献,可以得到远视力不良率和总体的远视力缺陷患病率。针对学生远视力调查的远视力标准一般如下:采取 5 米远视力表,裸眼视力低于 5.0 为远视力不良,远视力不良的程度分为轻度(4.9)、中度(4.8—4.6)和重度(≤4.5)(刘中霞,2013)。Snellen分数远视力表数值则为:1.0—0.8 为远视力不良,0.8—0.64 为轻度远视力不良,0.63—0.4 为中度远视力不良,低于 0.32 为重度远视力不良。对应于本书所定义的远视力缺陷,这些文献可以对总体的远视力不良(VA<1.0)和远视力缺陷(VA<0.8)提供参数的分布区间。

关于分严重程度的远视力缺陷率,首先是确定轻度远视力缺陷和重度远视力缺陷患病率。由于按照国际通用的远视力缺陷的标准来研究学生远视力情况的文献相对较少,研究对象和年份较为吻合的仅有吴建峰等(2014)关于山东冠县中小学生远视力缺陷的流行病学调查,吴根容等(2014)关于广州黄埔区中小学生远视力状况调查,以及刘中霞(2013)关于邢台市中小学生远视力的调查。这些文献提供了轻度远视力缺陷和中度远视力缺陷的患病率。其次是确定重度远视力缺陷和失明的患病率。由于这类远视力缺陷严重的人群通常无法接受正常的教育,针对中小学生的远视力调查通常没有包含这类人群,导致相关的文献十分缺乏。我们引用的是 2006 年全国残疾人抽样调查的统计数字。

根据沈斌(2010)、吴志斌(2013)、刘中霞(2013)、吴根容等(2014)及吴建峰等(2014)提供的患病率,我们将远视力不良的患病率的区间设定在 49.30%—57.7%,远视力缺陷率的区间设定在 28.85%—34.32%,轻度远视力缺陷率的区间设定在 19.31%—19.97%,中度远视力缺陷率设定为 9.1%,重度远视力缺陷和失明的患病率分别设定为 0.008% 与 0.019%。

2. 16—24 岁、25—49 岁与 50 岁以上的人群:利用 CFPS 来计算患病率

首先是关于 16—24 岁人群患病率的计算。这个年龄段有相当一部分的人群已经进入劳动力市场。因此,虽然存在大量的针对高中生和大学生远视力情况的研究,但若用这些研究提供的结果来推算这一年龄段总体人群的患病率情况,会导致结果被高估。而 CFPS 是针对全国总人口的抽样,用其 16—24 岁人群的远视力分布情况来计算我国这一年龄段人群的远视力缺陷情况更为合适。

其次,是为何区分为 16—24 岁、25—49 岁与 50 岁以上人群的问题。这一方面是考虑到数据的可比性,例如将我们计算的患病率与针对高中生、大学生远视力情况或者针对 50 岁以上老年人远视力缺陷的研究文献中给出的结果进行对比;另一方面也是考虑到这三类人群的社会经济特征不同,相应地,其远视力缺陷情况的病因与相应的公共政策干预内容也会不尽相同,需要加以区分。

CFPS 的问卷如下:您的裸眼远视力,左眼远视力是_____,右眼

远视力是_____。(0.1—2.0 或者 4.0—5.3)

3. 估计结果的可比性讨论

我们的研究虽然首次系统地估计了我国远视力的缺陷情况,但在进行推断分析之前,为了保证结果的可比性和稳健性,有必要和已有的文献结果进行比较。

目前,关于我国总体远视力缺陷情况的估计,国际上引用最多的是 WHO 发布的 2010 年全球远视力视觉损害数据。WHO 把远视力视觉损害分为低远视力和失明两类,但是 WHO 所定义的远视力视觉损害是指 VA<0.3,所使用的低远视力与盲的定义分别为 0.5≤VA<0.3 与 VA<0.05。因此,WHO 估计的低远视力人群与我们估计的中度远视力缺陷与重度远视力缺陷人群对应,失明人群与我们估计的重度远视力缺陷及盲人人群对应。二者的比较如下附表 1 所示:

附表 1　BCVA/UVA/PVA 不同标准下视力缺陷人数估计

单位:人

	人群范围	总人口	失明人数	低视力人数	远视力缺陷总人数
WHO①(BCVA)	>0 岁	13.449 亿	824.8 万	6726 万	7551 万
本书(UVA)	>5 岁	12.426 亿	385 万	1.03 亿	3.45 亿—3.51 亿
残联②(PVA)	>0 岁	13.449 亿	409.63 万	853.33 万	1263 万

第一,十分明显,我们对失明人数的估计显著低于 WHO 给出的结果,存在低估的可能性,但更接近实际情况。WHO 对我国的估计是基于 Zhao et al.(2006)对全国 9 省 50 岁以上农村老年人眼病流行学调查的推算结果及 Li et al.(2008)的相关统计,失明的患病率

---

① 数据来自 Mariotti S. P.(2012)。
② 数据来自残联《中国残疾人联合会关于使用 2010 年末全国残疾人总数及各类、不同残疾等级人数的通知》。

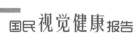

为 2.29%。但是对比其他文献可以发现,这一患病率会高估全国的总体情况。例如,在城市地区,按照 WHO 的定义,根据何明光(2013)等人在 2007 年对广州荔湾区 50 岁以上老人的眼病研究,50 岁以上老人失明的患病率为 0.33%。根据姚勇(2010)等人在 2010 年对江苏南部 50 岁以上老年人的研究,失明的患病率是 1.37%。一般而言,人群失明患病率会随着社会经济的发展而下降。在我们的估计中,利用残疾人抽样调查计算得到的 50 岁以上老年人失明的患病率为 0.98%,介于 0.33% 和 1.37% 之间,是比较保守且相对客观的估计。由于残疾人抽样调查是全国范围内的调查,其余年龄段的失明患病率也应能反映相应人群的总体情况。因此,我们对于我国失明人群总数的估计相对而言更为准确。

第二,我们估计的低远视力(重度远视力缺陷与中度远视力缺陷)人群远高于 WHO 和我国残联给出的数值,但在置信区间的上限范围内,在统计学意义上是合理的。由于已有的关于 16—24 岁、25—49 岁全人群的远视力缺陷的研究较少,不妨对比 50 岁以上老年人低远视力患病率。根据何明光等(2013)的研究,50 岁以上老人低远视力的患病率为 5.38%(95% 的置信区间为 3.99%—7.07%);根据 Li et al.(2013)的研究,50 岁以上老年人低远视力患病率为 11.8%(95% 的置信区间为 7.6%—16.5%);而我们利用 CFPS 全国调查数据计算得出,50 岁以上老人低远视力患病率为 11.85%,虽然相比其他数字较高,但仍然在置信区间的上限范围内。以此类推,由于 CFPS 是全国范围内全人群的抽样,关于 16—24 岁、25—49 岁的远视力情况,应该也是对全国该年龄区间总体人群的较好的代表性样本,计算的结果虽然偏高,但也应该在置信区间的上限范围内。

第三,关于轻度远视力缺陷患病情况。由于对 6—15 岁人群使

用的患病率来自吴根容等（2014）的结果，需要加以讨论的是 15 岁以
上人群的患病情况。但是，关于 15 岁以上人群的轻度远视力缺陷
（0.3≤VA<0.8）的患病情况的研究文献十分稀少，寻找起来十分困
难。但是从我们计算结果本身的相对分布来说，在假定青少年轻度
视力缺陷患病率较为准确的前提下，各年龄段轻度远视力缺陷率的
相对大小是符合直觉的。从人群总体的年龄分布来看，决定远视觉
健康情况的主要是年龄和生活工作方式：一方面随着年龄的增长，人
的视觉器官会自然老化而容易产生远视力缺陷；另一方面，不同年代
的人学习和成长的社会经济环境不同，越晚出生的人（即年龄越小）
近距离用眼的概率越高（阅读、看电视、使用电脑等），越是容易导致
近视等远视力问题，更容易产生轻度视力缺陷（杨智宽，2011，第 255
页）。这两个趋势决定了老年人和青少年是远视力缺陷的高发人群，
尤其是学龄少年儿童的远视力缺陷问题。

　　基于这些对比分析，我们的估算结果相比已有的研究，优势在于：

　　首先，我们考虑的是全年龄段、全病程的远视力缺陷情况。我们
考虑的人群是 5 岁以上的人口，远视力缺陷的估算范围不仅包括流
行病学调查中涉及较多的盲与低远视力，也包括轻度远视力缺陷。
随着社会经济的发展，轻度远视力缺陷患病率快速上升，但由于各类
研究文献采取了最基础的远视力缺陷定义而被忽视。我们的研究弥
补了这一缺陷，对我国现阶段总体的视力缺陷情况给出了更全面的
估计。

　　其次，我们采取的是分年龄段、分缺陷程度的估算框架，避免了
以往的文献（如 WHO 关于远视力缺陷患病情况的研究）单独采用某
一个特定人群的患病率来估算总体而导致偏误较大的问题，估计结
果更为准确。

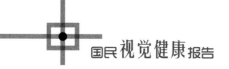

附录 B　屈光不正患病率估计

在估计屈光不正患病率时,我们同样参考 WHO 专家 Mariotti(2012)与 Resnikoff et al.(2004)关于远视力缺陷全球患病情况的估算方法,结合我国国情,采取了分年龄段、分视力缺陷程度的分解加总法来估计我国国民屈光不正的患病情况。

1. 分析的人群、地区、时间与数据

分析的人群、地点、时间三者与附录 A 估计远视力缺陷患病率所用到的范围一致。数据方面,我们充分利用了 2010—2013 年已有的流行病学调查统计、眼科和视光学科的研究文献,利用二手数据来进行估计。需要加以说明的是,与 16—25 岁这个年龄段相关的数据比较缺乏,我们在估算的时候采取的办法是考虑当年初三和高三学生屈光不正患病率,以此来估算该人群屈光不正患病率的区间。如此假定的原因在于:(1)该年龄段的人群,已经有相当一部分人已经进入劳动力市场,从事体力劳动,单独用高中生、大学生或者初中生的屈光不正患病率来估计都不合适;(2)由于该年龄段的人几乎都接受了九年制义务教育,该人群的屈光度最好不会好于初三学生,最坏不会差于高三学生。

2. 估算框架

根据与年龄相应的社会经济特征和国内数据的可得性,我们把 5岁以上人口划分为 6—15 岁、16—24 岁、25—49 岁以及 50 岁以上这四个年龄段。同时,在每个年龄段内,我们也进一步区分了屈光不正的不同类型:即远视、低度近视、中度近视、高度近视。根据 2005 年出版的《中华眼科学》(第二版)的相关诊断标准,屈光分类如附表 2所示:

附表 2　屈光类型与球镜屈光度

屈光类型	球镜屈光度
远视	>+0.5D
正视	+0.5——0.5D
低度近视	-0.5——3.0D
中度近视	-3.0——6.0D
高度近视	>-6.0D

　　由于已有的研究文献针对的都是特定人群,采取的是分年龄段、分视力缺陷程度的估算框架,这会大大增加本书估算结果的可比性,也有利于比较不同人群中远视力缺陷的负担情况。

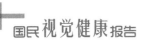

附录 C 预测 2020 年中国屈光不正患病人数

在现有的政策环境下,到了 2020 年,我国 5 岁以上人口的近视患病率将增长到 50.86%—51.36%,患病人口接近 7.04 亿—7.11 亿人,患有高度近视的总人口将达到 4 000 万—5 155 万人。

1. 推测 2020 年我国屈光不正的患病情况

我们基于人口预测和患病率预测来推断 2020 年我国屈光不正的患病情况。与其他眼疾不同,屈光不正的发病带有鲜明的年龄特征:眼的屈光状态和身体发育一样,是一个随眼球逐渐由小向大增长、眼屈光逐渐由远视向正视演变的过程,这个过程主要集中在 3—15 岁,进入 18—25 岁,眼的屈光功能发育完全并趋于稳定。换而言之,若在 25 岁还能保持 1.0 的视力以及 +1.0D 的远视缓冲,则几乎终生不会再得近视(石一宁,2012,第 105、145—146 页)。因此,对于 2012 年在 25 岁以上的人群,他们在 2020 年屈光不正的患病率会和在 2012 年的患病率非常接近。但是对于 2012 年在 5 岁以上 25 岁以下的人群,其屈光不正的患病率以及屈光不正的严重程度都会随时间变化而增长。

2. 可模拟预测的文献

各文献的社会经济条件如下:山东冠县在 2012 年时人均 GDP 为 5 895 美元,上海宝山区在 2010 年时人均 GDP 为 8 810 美元,广东广州在 2012 年时人均 GDP 为 17 000 美元,陕西西安在 2009 年时人均 GDP 为 5 215 美元。暂定用石一宁(2012,第 38—43 页)提供的西安的数据(见附图 1),结合孟令国等(2014)关于人口预测的研究,模拟我国 2020 年近视患病情况是因为:(1)数据质量好,比较齐全；（2）人均 GDP 与 2020 年我国人均 GDP 比较接近。

3. 数值模拟方法

5—25 岁，使用西安数据模拟；25—49 岁，取值为 2012 年估计的
16—25 岁患病率；≥50 岁，取值为 2012 年估计的 25—49 岁患病率。

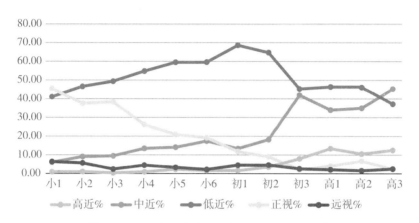

附图 1　2009 年西安分年级的屈光不正患病分布

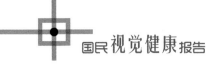

附录 D　视力缺陷社会经济负担估算方法综述

目前,关于如何计算视觉健康受损的负担,不乏跨国研究和国别研究。但是由于受到各国数据可得性的限制以及研究目的各异,不同的研究采取的成本定义、计算方法、数据类型往往差异很大。这些差异进而导致了不同国家视觉疾病的相对负担(如占当年该国 GDP的比例)也差异较大。即使是对于同一个国家,不同的研究得出的结果也有一定差异。

但总体而言,在给定患病人数的前提下,对于任何一项单项成本(负担),估算的方法不外乎以下四种:(1)如果该项成本有单一的支付者,如医疗保险或者政府,则可以直接从这些机构的预算中得到相关数值;(2)基于物价信息来估算平均的个人成本,然后用平均值乘以符合条件的总人数,得到的乘积即为该项成本总值;(3)基于已有的文献来模拟平均的成本参数,用这一成本参数乘以符合条件的患病人数,得到的乘积即为该项成本总值;(4)基于微观的家户调查数据,利用回归的方法来估计成本系数,然后用这一估计值乘以符合条件的总人数,得到的乘积即为该项成本总值。由于视力缺陷所涉及的成本比较复杂、类型繁多,数据的可得性也往往会受到一定限制,通常需要综合利用这些方法来计算不同类型的成本,以力求准确地估计视力缺陷带来的社会经济负担。

因此,估算成本(负担)的关键在于根据研究目的充分利用可得的数据。最为流行的做法,是综合利用不同来源的数据构造不同类型成本的关键参数,最后加权加总得到总的成本(负担)。下面将介绍一般的成本定义以及常见的估算方法。

我们将列举几篇具有代表性的文献所使用的计算方法,并在后面比较采用不同方法所造成的结果差异。

2007 年 Prevent Blindness America 的报告 *The Economic Impact of Vision Problems：The Toll of Major Adult Eye Disorders，Visual Impairment，and Blindness on the US Economy* 由 Rein et al.（2006）："The Economic Burden of Major Adult Visual Disorders in the United States"和 Frick et al.（2007）："Economic Impact of Visual Impairment and Blindness in the United States"两部分组成。

Rein et al.（2006）将总成本分为直接医疗费用、其他直接成本和生产力损失。

为计算直接医疗费用，Rein et al.运用 Medicare 的保险报销数据和 MarketScan 的数据来估算 40 岁及以上人群的眼病患者人数，并从四种常见眼病（老年性黄斑变性、白内障、糖尿病视网膜病变、青光眼）的门诊设备费、住院医生服务费、处方费、药品费等方面来计算各方面的人均费用，再结合患者人数进行加总；同时利用国家健康和营养检测调查（National Health and Nutrition Examination Survey）的统计数据，再和 Medicaid 和 Medicare 收费表提供的进行验光和配镜的费用进行加总（单次验光和购置眼镜的基本费用、屈光不正人数、使用配制这种眼镜的比例）来估算屈光不正的视觉辅助设备（眼镜、隐形眼镜）费用，从而加总得出 2004 年美国眼病造成的直接医疗费用为 162 亿美元。

为计算其他直接成本，Rein et al.利用 1997 年全美养老院调查（National Nursing Home Survey）、美国教育部特殊教育和康复服务办公室、联邦国内援助项目的数据对视觉损害造成的额外养老院开支①、

---

① 现有研究提供了养老院中视觉损害人群的占比，而全美视觉损害人群住院比例＝养老院视觉损害人群占比×养老院住户数/全美视觉损害总人数，额外住院比例＝全美视觉损害人群住院比例-全美正常人群住院比例，额外养老院开支＝额外住院比例×总人数×养老院住院平均住院费用。其中，养老院平均住院费用由其他估计文献提供。

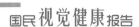

政府为盲人开展项目的公共财政预算费用、训练导盲犬的费用①进行了加总,得出当年其他直接成本为 111 亿美元。

为了计算生产力损失,Rein et al.使用 1997 年收入与项目参与调查(Survey of Income and Program Participation)的数据对视觉损害者劳动参与率的降低和与同等条件从业者相比工资的差异两个方面进行了估算,得出当年生产力损失为 63 亿美元。为计算政府预算开支对生产力损失造成的影响,Rein et al.对收入援助项目的费用和政府税收造成的无谓损失进行了加总计算,得出相应影响为 137 亿美元②。

Frick et al.(2007)利用 1996—2002 年医疗支出调查(Medical Expenditure Panel Survey)的数据,控制了年龄、性别、自评健康状况、种族、教育、收入、保险状况、婚姻状况、家庭大小、糖尿病和高血压及相关并发症等一系列个人特征,把采用加权线性回归方法计算出的视觉损害与失明人群与正常人群医疗支出的差额,作为视觉损害、失明(除直接眼病支出之外)造成的诊疗支出(例如,因视力不佳而看不清安全标识,造成更高的伤病率)和非正式护理成本、健康效用下降损失。假定非正式护理时间每小时的机会成本为 2004 年的最低工资 5.15 美元,采用普遍引用的"每一质量调整生命年的价值为 50 000 美元"折算其经济效用,从而得出 2004 年美国因视觉损害造成的额外医疗支出为 51.2 亿美元,非正式护理成本为 3.6 亿美元,健康效用损失可折合 105 亿美元。

---

① 总训练费用=每个训练队的平均开支×训练队数目,前者由 Guide Dog Users Inc.的报告提供,后者由公布的导盲犬数量进行估算。

② 现有研究分别提供了美国正常人、视觉损害人群、失明人群的就业率与平均工资,失业损失=(视觉损害失业率-正常失业率)×正常人平均工资×劳动力数量,就业工资损失=劳动力数量×视觉损害就业率×(正常人平均工资-视觉损害人群平均工资),视觉损害造成生产力损失=失业损失+就业工资损失。

最终的总成本由以上两篇文章加总后得到：2004 年美国 40 岁及以上人群主要眼病造成的总经济成本为 514 亿美元，这一成本相当于美国 2004 年 GDP（世界银行数据：12.2749 万亿美元）的 0.42%。

2013 年 Prevent Blindness America 发布的 *Cost of Vision Problems：The Economic Burden of Vision Loss and Eye Disorders in the United States* 在 2007 年报告的框架上进行了更加详尽的分类与计算。

该文先使用全美眼科研究院（National Eye Institute，NEI）利用基于人口的元分析（meta-analysis）所报告的 40 岁以上人口视觉损害和失明的患病率，再利用美国健康和营养调查的数据（the National Health and Nutrition Examination Survey，NHANES）估算了美国 40 岁以下人口视觉损害和失明的患病率，得出了分年龄段的患病率与相应的病患人数[①]。

计算直接成本时，该文考虑了与已确诊的视力障碍、未被确诊的视力损失、医疗视力辅助、低视力辅助设备、特殊教育、学校检测、联邦援助项目相应的成本和费用。在计算已确诊的眼病和未确诊的自报视力损失时，该文使用了 2003—2008 年度医疗开支调查（Medical Expenditure Panel Survey，MEPS）数据，采用自上而下的方法进行两者的成本加总计算；同时，该文在控制年龄、性别、种族、教育、地区、保险状况、婚姻状况、家庭大小、家庭收入等社会人口特征与并发症之后，通过计量方法计算了视力损失造成的额外医疗成本[②]。该文将一次验光的成本和视觉辅助设备（眼镜和隐形眼镜）的成本列入视力矫正成本，利用 MEPS 中独立于医疗费用的自报支出进行自下而

[①] 这样处理的理由是：NEI 的报告只包含 40 岁以上人口的患病率，而在具有代表性的全国性数据之中，唯独有一篇基于 NHANES 的研究报告了 40 岁以下人口的患病率。

[②] 即由视力损失导致看不清流行病防治宣传广告、药品标签、安全标识而造成的伤病、中毒及相关并发症，引起医疗成本的增加。

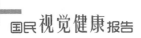

上的加总计算。这一部分也计算了美国教育部主管的美国盲人印刷所（the American Printing House for the Blind）和为盲人、身体障碍者提供服务的国家图书馆相应的政府预算支出，并且利用了导盲犬训练学校的成本收益分析文献提供的训练成本。该文利用特殊教育支出计划（the Special Education Expenditure Project）报告的结果，结合平均每个小学生的一般开支，来估算失明学生接受特殊教育的成本。这一部分的最后，则通过联邦预算来计算视力损失和失明引起的补充保障收入（Supplemental Security Income）、补充营养援助计划（Supplemental Nutrition Assistance Program）、社会保障残疾保险（Social Security Disability Insurance）加总得出政府支出。

间接成本包括成年人的生产力损失、非正式护理人员生产力损失、长期护理损失、转移支付相应征税造成的无谓损失。该文使用收入与项目参与调查数据中自报的视觉功能，用视觉损害和失明的人数与该人群平均工资与正常人群平均工资的差异计算得出成年人生产力的损失；再假定每天非正式护理时间为 8 小时，结合美国平均工资，使用之前已经估算的患病率来计算非正式护理人员的生产力损失。对于长期护理的成本，该文分别计算了养老院和专业护理看护机构的成本：结合养老院住院人口占人口总数比例、养老院中视觉损害和失明的患病率、正常人口住院比例、养老院年度平均住院时长以及养老院年均开支计算出养老院护理的成本，再利用每人专业护理费用和相应患病率计算专业护理看护机构的成本。对于视力损失和失明造成征税的无谓损失，该文采用前文计算所得支出，结合现有文献提供的系数，折算出无谓损失的结果。

至此，该文得出美国 2013 年由于眼病和视力损失造成的各项直接成本总和为 667.5 亿美元，间接成本总和为 722.2 亿美元。该文还以 DALYs 的方式,结合其他研究文献报告的参数,计算了视力损失和视力障碍的福利损失,并使用普遍引用的"每年 50 000 美元"的标准进行折算,得出美国 2013 年 DALYs 福利损失可折合为 140 亿美元。因此,2013 年美国视觉损害和失明的总经济负担为 1530 亿美元,相当于美国 2013 年 GDP(17.08 万亿美元)的 0.90%。

Gordon et al.(2011)在"The Cost of Vision Loss in Canada"中采用基于患病率计算一国在一段时期内造成经济损失的方法,从医疗体系支出、其他财务费用、疾病带来的福利损失三个方面出发,对加拿大视力损失造成的总体损失进行了估计。

为计算视力损失带来的医疗体系支出,该文采用了自上而下与自下而上相结合的方法,综合医院、诊所、制药、视力保健、研究等多个层面,使用国家用于视觉损害的医疗支出数据,并利用已知的关于个人手术费用的数据计算整体费用,对两者进行加总计算。

为计算其他财务费用,该文从生产力损失、非正式护理成本、其他成本和无谓损失四个方面进行了计算。在计算生产力损失时,该文运用 2001 年参与和活动受限情况调查(Participation and Activity Limitation Survey)的数据和公开发表的文献,分年龄和性别计算了与就业率的差别、劳动时间的差别和效率的差别(视力损失因而需要使用额外设备,生产效率下降)相应的经济损失。在计算护理成本时,该文借鉴其他文献关于老年性黄斑变性(Age-related Macular Degeneration, AMD)造成非正式护理成本的数据,再利用眼病总体残疾权重和 AMD 的残疾权重进行折算,得出视力损失造成的非正式护理成本。其他成本包括康复成本、盲人图书馆开支和视觉辅助设备的成本。这些成本数据来自加拿大国家盲人协会价格表和年度回顾,以及由人力资源和社会发展部进行的残疾人辅助设备价格调查。在计算无谓损失时,该文着眼于视觉损害人群收入降低造成的收入税、消费税收入减少(用居加拿大中间水平的魁北克的税率进行计算)问题,同时用人力资源和社会发展部的数据计算了与视觉损害人群相比普通人群的失业率额外社保支出。

为计算疾病带来的福利损失,该文计算了伤残调整生命年,采用其他文献关于全球疾病研究得出的伤残权数计算得出了伤残造成的生命损失(YLD),再通过澳大利亚关于视力损失造成提前死亡的报告得出了过早死亡的年份(YLL),两者加总得出视力损失造成的总的福利损失(DALYs)。该文又利用现有研究报告结合3%的折现率计算出了加拿大人一个生命年的价值(VSLY),用DALYs与VSLY的乘积得出加拿大视力损失的福利损失总值,再减去已知的各项个人医疗费用,得出视力损失的福利净值。

该文得出2007年加拿大视力损失的患病率为2.5%,医疗体系开支自上而下计算得出86.38亿美元,自下而上计算得出70.4亿美元(作者认为自下而上的算法只计算了五大类眼病,不如前者可靠,因而后面采用的是自上而下的计算结果);其他财务费用计算得出71.86亿美元,视力损失造成的福利损失折合净值为117亿美元。因此,2007年加拿大视力损失造成的经济成本约为275.24亿美元,相当于2007年加拿大GDP(14.58万亿美元)的0.19%。

再来看跨国研究的方法。"An Estimation of the Worldwide Economic and Health Burden of Visual Impairment"一文将视觉损害的严重程度分为轻度(视力介于6/18—6/12)、中度(视力介于6/60—6/18)、失明(视力小于6/60)。其根据WHO分成各个子区域(Subregion),在每个子区域选择有代表性的、公开发表的患病率、医疗卫生支出和其他经济数据。

成本分类包括直接医疗成本（Direct Health Care Costs，又称直接医疗成本、无谓损失）、间接成本（Indirect Costs，又称非正式护理成本、生产力损失）以及视觉损害的健康负担（the Health Burden of VI：伤残调整生命年及相应货币价值）。

直接医疗成本：被分成低收入、中等收入、高收入国家三类，分别估算具有代表性的国家中直接医疗成本与人均 GDP 之间的比值，并以此比值与其他国家人均 GDP 相乘，加总得到子区域的直接医疗总成本。无谓损失＝直接医疗成本×医疗成本中政府支出所占比重×公共筹资的边际成本。

非正式护理成本：采用实证总结的经验公式，以每千人当中社区和传统医疗从业人数密度（Community and Traditional Health Workers Density Per 1 000 Population）为自变量，估算中度视觉损害与失明人群所造成的非正式护理时间，并进一步折算为货币价值。

生产力损失：采用人力资本法，既考虑中度视觉损害、失明人群的就业率与其他人群的差距，又考虑中度视觉损害、失明人群的平均收入与其他人群的差距，将两方面结合进行计算。

DALYs：根据视觉损害造成的伤残、提早死亡，选用伤残权重数，调整计算生命价值的损失。

而"Potential Lost Productivity Resulting from the Global Burden of Uncorrected Refractive Error"一文在度量视觉损害时关注的是未被矫正的屈光不正，其患病率由日常生活视力不足 6/18 的患病率减去最佳矫正视力不足 6/18 的患病率计算得出。

本书将计算潜在生产力损失的范围限定在 16—49 岁的人群中，同时假定了 16 岁以上视力正常人群的产出值都能够达到（购买力平价调整后的）人均 GDP。对于中度视觉损害与失明人群，使用伤残权

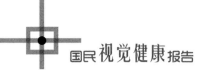

重和人均 GDP 相乘,可得到未经调整的 GDP 损失,再乘以劳动力参与率、就业率,就此得到调整后的生产力损失值。

本书的分析框架与"An Estimation of the Worldwide Economic and Health Burden of Visual Impairment"一文更加接近:"康复成本""劳动参与损失"和"生命质量损失"可以涵盖直接医疗成本、间接成本以及视觉损害的健康负担的内容。采用这一新的分类方式有助于强调康复成本和劳动参与损失、生命质量损失之间的替代关系,这就为政府在预防视力缺陷、促进视觉健康上加大投入提供了实证的依据。

在计算过程中,本书会更加严谨。在计算直接医疗成本时,我们采用了自上而下和自下而上两种计算方法,用家户调查的计量分析结果与我国卫生部门投入的统计结果相互印证,不需要像跨国研究一样通过人均 GDP 进行折算;在计算劳动参与损失(平均收入的差距这一部分)的过程中,我们采用了 Heckman 两步法,选用"家庭人均收入"作为是否接受工作的标尺,用计量经济学的方法识别平均收入上的差距,计算结果的稳健程度更高。

综上所述,本书分析框架涵盖的范围比上述两篇文章更加完整,计算过程也更加严谨。

附录 E　新加坡国家近视预防项目

长期以来,新加坡的青少年近视率居高不下。21 世纪初,新加坡 7 岁儿童的近视率超过 20%,超过 70% 的大学生需要佩戴眼镜。近视患病率远远高于美国、英国等西方国家。在过去相当长的时间内,新加坡社会对青少年近视问题重视程度不高,甚至将戴眼镜与学习优秀等同起来。但是随着科学研究的不断深入以及知识的不断普及,青少年近视问题逐渐成为新加坡社会以及公共政策所关注的热点问题,并将青少年视觉健康问题同国家安全、社会创新等发展问题联系起来。

2001 年,由新加坡教育部与卫生部联合创立的新加坡国家近视预防项目正式开展。在随后的五年内,该项目在各个学校陆续开展,为全体青少年开展视力普查健康教育项目并建立了新加坡近视档案。在此基础上,2005 年新加坡成立了新加坡国家近视预防工作组,负责对项目开展以及近视防治等一系列基础性科学问题开展监督、评估与政策指导工作。2006 年,新加坡国家近视预防工作组发布了第一份审查报告,对新加坡青少年近视档案进行了详细的分析并得出以下政策建议:(1)继续加强学校视力监测工作,以获得更为科学可靠的证据;(2)没有证据显示商业近视仪器对预防近视有显著效果,考虑到其可能的负面作用应该对其实施更为严格的监管;(3)户外活动对预防近视有着非常重要的作用,学校应该为学生提供更多的课外活动;(4)近视预防应该在学前开始,因此必须加强父母的视觉健康知识;(5)过度频繁的视力检查没有作用,建议对学前儿童、一年级新生和六年级学生进行视力检查,三年级学生视力检查具有可

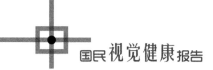

选择性。这里并没有列出所有的政策建议。新加坡政府根据审查报告,对新加坡国家近视预防项目进行了方向性的调整并一直延续至今。特别需要强调的是,新加坡政府将户外活动作为青少年近视预防的主要内容之一,这也是新加坡青少年肥胖控制的主要措施。

2011年,在新加坡国家近视预防项目实施十周年之际,新加坡卫生部部长基于六年的调查数据宣布,新加坡在2005—2011年青少年近视率下降了5%,这是新加坡建国以来青少年近视率首次下降。同时一些独立学术研究也显示,新加坡17—20岁的青少年近视率虽然依然保持在较高的水平,但是相比于1996—1997年,2009—2010年17—20岁的青少年近视率没有显著的增长。

在针对新加坡华人的人群分析中,研究也发现在21世纪的前十年华人的青少年近视增长率没有显著增加,扭转了过去快速增加的趋势。以上研究成果显示,新加坡国家近视预防项目取得了较为明显的成果。不仅如此,新加坡的国家近视预防项目也为近视致病机制提供了宝贵的科学依据。通过随机干预实验,新加坡研究者发现对于东亚人口来说,户外运动少是近视致病的主要原因。这一研究发现极大地拓展了近视致病机制的研究方向。

附录 F　全国历届爱眼日主题

附表 3　1996—2015 年全国历届爱眼日主题

日期	届数	主题
1996 年 6 月 6 日	第一届	保护儿童和青少年视力
1997 年 6 月 6 日	第二届	老年人眼保健
1998 年 6 月 6 日	第三届	预防眼外伤
1999 年 6 月 6 日	第四届	保护老年人视力,提高生活质量
2000 年 6 月 6 日	第五届	动员起来,让白内障盲见光明
2001 年 6 月 6 日	第六届	早期干预,减少可避免的儿童盲症
2002 年 6 月 6 日	第七届	关爱老年人的眼睛,享有看见的权利
2003 年 6 月 6 日	第八届	爱护眼睛,为消除可避免盲而努力
2004 年 6 月 6 日	第九届	防治屈光不正及低视力,提高儿童和青少年眼保健水平
2005 年 6 月 6 日	第十届	预防近视,珍爱光明
2006 年 6 月 6 日	第十一届	防盲治盲,共同参与
2007 年 6 月 6 日	第十二届	防盲进社区,关注眼健康
2008 年 6 月 6 日	第十三届	明亮眼睛迎奥运
2009 年 6 月 6 日	第十四届	关注青少年眼健康
2010 年 6 月 6 日	第十五届	关注贫困人口眼健康,百万工程送光明
2011 年 6 月 6 日	第十六届	关爱低视力患者,提高康复质量
2012 年 6 月 6 日	第十七届	情系白内障患者,共享和谐新视界
2013 年 6 月 6 日	第十八届	汇聚中国梦,2016 年前消灭致盲性沙眼
2014 年 6 月 6 日	第十九届	关注眼健康,预防糖尿病致盲
2015 年 6 月 6 日	第二十届	告别沙眼盲,关注眼健康

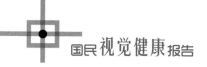

附录 G 国民视觉健康研讨会简报

2015 年 6 月 6 日是第二十届全国爱眼日。在爱眼日前夕,"国民视觉健康研讨会"于 6 月 5 日在北京大学国家发展研究院举行。会议由新近成立的我国健康发展研究中心发起,并邀请了政府相关部门领导、学者和业界代表,就我国健康发展研究中心对近期完成的《国民视觉健康报告》进行了评论,并围绕如何促进我国国民视觉健康进行了深入讨论。

会议首先由国家卫生计生委宣传司毛群安司长致开幕辞。毛群安司长指出,从国民健康的角度切入来谈国民视觉问题,十分有必要。明年将在我国召开第九届健康促进大会,距离 1986 年在加拿大渥太华召开的第一届健康促进大会,以及会上发表的《渥太华宪章》中首次提出健康促进的概念已经近 30 年,但是这个概念在我国好像还是一个新概念。针对目前一些新的健康问题如视觉健康问题,我们更应该积极采取措施促进健康。

随后,我国健康发展研究中心主任李玲教授汇报了国民视觉健康研究的初步成果。李玲教授团队的研究结果显示,2012 年我国 5 岁以上总人口中,存在各类远视力缺陷的患病人数大约为 5 亿人,其中近视的总患病人数在 4.5 亿人左右。但是患有高度近视的总人口高达 3 000 万人,远超过低视力和失明的患者数量。高中生和大学生的近视患病率都超过了 70%,并逐年增加,青少年近视患病率已经高居世界第一位。若没有有效的政策干预,到 2020 年,我国 5 岁以上人口的近视患病率将增长到 51% 左右,患病人口将达 7 亿人。届时,在航空航天、精密制造、军事等行业领域,符合视力要求的劳动力可能面临巨大缺口,将直接威胁我国经济社会的可持续发展以及国家安全。保守估计,2012 年各类视力缺陷导致的社会经济成本将高达 6 800 亿元左右,占 GDP 的比例高达 1.3% 左右,造成我国各类视力缺陷导致的生命质量的损失,占 GDP 的比例将达到 1.83%。如果进一步考虑视觉健康损害对公共安全、教育水平、家庭幸福以及产业发展的长期影响,视觉损害所带来的社会经济成本将远远不止千亿元级别。

李玲教授指出,在构建公共政策体系促进国民视觉健康方面,发达国家的经验值得我国借鉴。目前,大部分 OECD 国家都已经建立起以维护整体国民视觉健康为目标的公共政策体系,通过实施循证决策、整合医疗与其他部门的政策、把视觉健康融入国民健康保障体系中、人才培养和准入配套的措施,对国民视觉健康进行维护和改善。

李玲教授认为,我国视觉健康公共政策体系还处在碎片化的状态,其结果就是公共教育的盲化、预防保健形同虚设、医疗服务资源配置严重地滞后于实际的需求、医保政策缺位、眼科与视光学科人才培养脱节和视光产品的监管严重缺乏专业性。

李玲教授建议,应从"整体视觉健康"这一理念出发,围绕"人人享有视觉健康服务"的原则,从决策、规划、操作和配套落实这四个层面入手,构建我国视觉健康公共政策体系。在决策层面,建立国民视觉健康决策体系,以解决谁为国民视觉健康负责、从哪些方面来负责、为谁负责、循证决策这四个问题。在规划层面,以整体的视觉健康为目标,做到预防为主、防治结合。在操作层面,将视觉健康保障与医疗卫生相结合,整个医改要衔接起来,让政策落地。在配套落实层面,需要通过激励机制和明确的时间表以及借助行政体系来推动,并加强人才的培养和相关的基础研究。

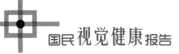

李玲教授强调,当前最急切的事情是如何促进青少年的视觉健康、控制近视形势进一步恶化。新加坡实施国家近视防控项目的经验说明,通过增加体育运动、加强公共教育,近视的发生和发展是可防可控的。最近国家层面在推动青少年踢足球,前一阵大家谈到足球都比较功利,要踢进世界杯,要冲出亚洲、走向世界。其实推动足球运动最大的受益对象可能是青少年的视觉健康和身体健康。如果能将其发展成普遍的群众性体育运动,不仅能改善青少年整体的体质和素质,同时能改善他们的视觉健康。青少年是国家的未来,他们的视觉健康、身体健康决定着国家未来的健康水平,可以在"十三五"的规划里面把降低青少年的近视率、改善青少年的身体素质和体质作为一个重点项目。像新加坡那样,设立国家层面的项目,实行多部门合作,鼓励青少年多参加体育活动,同时加强健康教育,建立近视档案,长期来看对于国家的发展是十分重要的。

在随后的圆桌讨论环节,国家教育部体育卫生与艺术教育司廖文科巡视员、国家卫生计生委宣传司健康促进处石琦处长、国家体育总局华奥星空青少年体育频道曾莉总监、我国妇幼保健协会儿童眼科保健专家委员会宋新秘书长、大明眼镜国家一级验光技师秦英瑞、北京市同仁科技公司验光配镜中心吕燕云总经理、中欧商学院副院长许定波教授、北京大学国家发展研究院助理教授张丹丹、中国社科院人口与劳动经济研究所副研究员陈秋霖博士和国务院发展研究中心副研究员江宇博士分别从各自的领域就促进国民视觉健康开展了深入讨论。

廖文科:青少年近视已经开始影响国防建设,需要全社会的共同努力来解决问题

国家教育部体育卫生与艺术教育司廖文科巡视员从教育部门的

角度,就学生视力保护发表了深入的评论。

体育卫生与艺术教育司多年开展学生体质调查,发现青少年近视已经严峻到了影响国防建设的地步。近年来我国征兵体检合格率只有 15%,在余下的 85% 的体检不合格者中,近视患者占了 70% 以上。廖文科巡视员认为,学习压力和使用电子产品导致的近距离用眼是近视的最重要病因。在恢复高考前,我国近视眼的发病率非常低,大家都没有那么多书要读,不需要挑灯夜战。然而恢复高考之后,学习竞争日益激烈,甚至从幼儿园开始就要冲刺;此外,随着电子产品的普及化,孩子们的眼睛过度暴露在电脑、平板电脑和游戏机的屏幕前。教育部门对近视眼预防工作历来是十分重视的,想了很多办法,不仅出台了吸取各方面专家意见的《中小学近视眼防控方案》,还采取了列入岗位职责等办法来让政策落地。

但是,由于人手不足、缺乏指导,学生近视防控工作的难度极大。首要的问题是政府部门人手严重不足。体育卫生与艺术教育司主管公共卫生的加上廖巡视员一共才三个人,他们要负责艾滋病预防、结核病预防、口腔疾病、无烟日、食品安全、健康教育等所有的青少年健康问题。学校的卫生保健工作任务量大,就这么几个人来负责全国学生的卫生健康问题,是远远不够的。在国家层面,虽然想了很多办法,但是到了基层往往会流于形式。例如眼保健操,本身老师掌握的方式方法就不对,学生本人也不认真学,就没有起到很好的作用。最后,廖文科巡视员提出,学生近视问题需要社会各个方面来关注和努力。在教育系统层面,未来应该加强督察力度,从国务院对各部委、各部委对地方、地方教育部门对学校都要督察政策落实情况,使各个方面的政策措施落到实处。在卫生部门层面,需要加强科研和指导力度,对近视眼的机理和近视眼的防控进行研究,并把研究的成果转

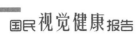

化为群众性的预防保健。在社会层面,如果不从根本上改变评价孩子的标准,不改变从幼儿园就要教孩子算 100 以内的加减乘除的育才观,学校方面的减负很难起到作用。要改变公众育才观,关注青少年体质健康。

毛群安:建立学生视觉健康档案和在贫困地区实行青少年儿童视觉健康重大公共卫生项目在政策上是可行的

国家卫生计生委宣传司毛群安司长就操作层面的政策融入,对李玲教授的研究结论进行了回应。毛司长十分赞同给学生建立视觉健康档案和在贫困地区实行青少年儿童视觉健康重大公共卫生项目,认为这两个建议的可操作性很强。当年营养餐的推动,就是因为专家发现城里的孩子都吃成胖墩了、农村的孩子却营养缺乏,一顿营养午餐就能提升农村孩子的体质。现在,我国基本公共卫生服务有至少 40 元的人均经费,青少年儿童的人头经费可以拿一部分钱出来做视觉健康档案。在农村地区,营养午餐基本上解决了吃饭这个问题,现在应该解决孩子看不清这个问题,如果及时发现并配镜,就能减少近视对孩子成长产生的负面作用。毛司长也建议大力开展视觉健康教育,引导孩子自己去发现眼睛应该怎么保护、养成良好的习惯,可能比简单地讲一些知识要有效。最后,毛司长呼吁把验光配镜作为一种社会服务来进行规范,推动其向着健康产业的方向发展。现阶段,配眼镜这种辅助治疗手段需求量大,有很多院校已经在搞视光专业人员的培训,但是这个产业还是缺乏规范,介于医疗和社会服务之间,其实还不如把它作为一种社会服务规范来推动,对老百姓来说也是好事。

石琦:要用一揽子政策来促进视觉健康,用多样化的手段开展健康教育

国家卫生计生委宣传司健康促进处石琦处长认为,解决视觉健康问题的关键是控制采取一揽子策略来解决背后的社会决定因素。可以借鉴《世界卫生组织烟草控制框架公约》通过卫生部门、提税、提价、禁止广告促销赞助、监测评估、无烟环境等实现全方位监管的策略。在政策的执行过程中，一揽子策略就涉及部门的分工，哪些工作由哪些部门来协调，就涉及部门之间怎么来分工甚至部门内部的分工，这都需要从立法的层面来制定规范。从控烟来看，有时候单纯靠宣传教育的效率很低，卫生部门牵头制定的政策和立法是最重要的经验，改变健康行为的效率很高。

石琦处长也提出，健康教育的手段可以多样化，可以请行业协会或专家论证提出一些健康教育的建议，然后通过媒体将信息很快地传播出去。例如，卫计委宣传司前年做合理用药、去年做科学就医、今年做控烟，发现只要把信息公布出来，就会有很多专业的媒体去传播。视觉跟每个人的健康密切相关，由政府组织、专家牵头、媒体宣传是非常可行的公共教育办法。

秦英瑞：视光学科在我国还是边缘学科，视光产品的监管定位不当

大明眼镜国家一级验光师秦英瑞老师作为一线专家，分析了我国视光行业存在的问题。秦英瑞老师指出，视光学人才是矫正近视问题的主力，但是视光学科在我国还是边缘学科，视光师（即验光师）的地位非常低。在国外，视光师独立于眼科医生，已经有自己正规的培养体系。我国现在虽然有"543"的本专科体系（即五年制、四年制的本科和三年制的大专，以及中专、社会培训和在职教育），但是培养完了以后，视光师没有出路。结果造成现在有很多眼科医生兼职或者社会培养出来的人才在做视光师，但都不是特别专业和规范，真正懂视光学的人才很少。秦英瑞老师也指出，目前眼镜产品是被作为

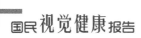

一种普通工业产品在被监管,定位是有问题的。例如,现在行业定的一些标准,是请眼科教授和光学工程师制定的,前者不懂视光学,后者不懂生理学,导致制定出的标准并不合适。其实验光是非常复杂的过程,只有动静结合、远近结合才能把眼镜配好。咱们国家把这方面的问题简单化了,导致门槛比较低,效果并不好。

吕燕云:国家应尽快出台标准,规范视光行业发展

北京市同仁科技公司验光配镜中心副总经理吕燕云作为业界代表,呼吁国家尽快出台标准,规范行业发展。我国视光学起步于20世纪80年代,视光学人才缺口巨大,水平参差不齐。按照美国视光师和眼科医生的比例推算,我国需要23万名眼视光学医师,而我们现在只有3万名。视光学人才参差不齐也是个大问题,我们国家现在没有视光师这个职称,在医院里走的是医技的系统,是跟做B超一样的技师,在社会上则是通过劳动部门和人社部门发证。我国验光配镜企业虽然数量众多,但是基本上还未形成视光行业标准。现在眼镜验配的行业归商业系统去管,准入门槛低到在商场里面设一个柜台就可以开眼镜店,插插片、打打电脑就说是医学验光,误导公众。但实际上,视光师并不是单纯的技师,而是眼科医师的辅助。从博士研究生到本科生、高职生、中专生甚至社会人士,谁都打着视光的名义。吕燕云副总经理建议,政府需要尽快制定标准和规范,推动业内制定视光诊所的标准化建设和统一的验光配镜标准流程,界定谁是真正的视光人才、谁在做真正的视光。

曾莉:加强体育运动和视觉健康知识的科普

国家体育总局华奥星空青少年体育频道总监曾莉从体育部门的角度谈了如何将体育运动与视觉健康促进相结合。曾莉总监十分肯定体育运动对于视觉健康的促进作用。从2012年年底开始,国务院

出台的 46 号文件《国务院关于加快发展体育产业促进体育消费的若干意见》已经把全民健身正式地上升到国家战略的高度,尤其重视类似肥胖和近视这样的青少年体质下降问题。国家体育总局青少司已经联动教育部、团中央以及卫计委,组织了一些类似于"阳光体育一小时"这样的活动来引导青少年增强体育锻炼。最近特别火的校园足球,其实可以让学校和社会共同关注青少年的体育和体质健康。此外,曾莉总监指出,现在对公众健康知识的科普亟待加强。

宋新:视觉健康,应从妇幼保健时期抓起

我国妇幼保健协会儿童眼科保健专家委员会宋新秘书长从政策衔接的角度,谈了如何加强幼儿视觉健康保健。儿童视力缺陷会造成严重的社会经济后果,应从妇幼保健时期抓起。但是我国现阶段儿童眼科医生奇缺,基层本身工作任务繁重,综合性医院和基层医疗机构难以承担幼儿视力保健的工作,而我们国家的妇幼保健系统是一个比较完整的三级网络系统,可以承担维护儿童视觉健康的工作。全国有 3 039 家妇幼保健院,495 家妇产医院,79 家儿童医院,主要承担妇幼从婚前、孕前、出生一直到儿童 6 岁时,妇幼的保健工作,全国有 90%的新生儿是在妇幼保健院出生的。如果能把孩子 6 岁之前的工作交给他们,包括健康宣教、筛查和每年的体检全都规范化地管理起来,并要求在这些机构里面开设儿童眼保健科室。针对这个科室,在教育部的体系里面要有专门的教材和专业队伍教育,在医疗的体系里面则要监督科室建设和规范化建设,就能形成非常好的规范化体系。当把 6 岁之前的孩子和家长教育好的时候,后面就会方便很多。根据宋新秘书长的介绍,我国儿童眼保健工作经过近 4 年的摸索实践,已经逐步建立了一整套标准规范,未来将逐步推广到各个基层。

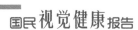

许定波：设立国家标准，建立信息化档案

中欧国际商学院副院长、会计学教授许定波则从机制设计的角度，建议在视觉健康促进方面，应尽快设立国家标准、建立信息化档案。我国眼镜行业严重缺乏必要的监管和标准，许教授对此深有体会。许教授 2009 年在哈佛商学院教书，眼镜跌坏了去配眼镜，才发现配眼镜的技师其实是很值得尊重的医生。许教授在美国配的那副眼镜坏了以后，花了很多钱、在当地市长的陪同下，在我国眼镜之乡丹阳又配了一副眼镜。后来遇到专家，发现在丹阳配的眼镜的瞳距差了 9 个单位，幸好尚未对眼睛造成永久性的伤害。许教授认为，在机制设置上，如果这样搞下去，一定是劣币驱逐良币，让好的人才和企业反而生存不下去。许教授也非常赞成通过建立信息化的健康档案收集信息。为每一个学生建立一个健康档案，包括眼睛、牙齿和其他方面。这样做，一是对治疗有好处；二是有利于上级督查，让每个教育局局长和学校的校长都知道这是评价指标后，就会重视起来。

张丹丹：用量化研究识别近视主因，对症下药

国家发展研究院经济学助理教授张丹丹从学术研究的角度，建议未来用量化研究剖析近视成因，对症下药。张丹丹老师提出，不同年龄阶段近视的发生和进展原因可能是不尽相同的，需要加以研究，然后对症下药。各位专家提到的原因包括学习压力和电子屏幕的普遍使用等，具体到哪个年龄阶段哪个原因占主导，可以通过数据检验识别出来。在资源有限的情况下，通过对数据进行量化分析识别出主要原因，有利于对症下药。

陈秋霖：大力开展公共教育、加强经费监督，加强对个体性的公共卫生干预

中国社科院副研究员陈秋霖建议加强对个体性的公共卫生干

预。在这个过程中,公共教育是第一要务。绝大部分人对很多基本的知识一无所知,要加强全社会的教育,加强对家长、医疗机构医生的基本教育,使得整个社会尽快对这个问题有一个认识。目前的教育主要集中于专业性的教育,我们所说的宣传教育都是基于妇幼保健院或者医疗机构内部,很难看到公众性的教育。公众在公共的电视和公共的媒体宣传上看不到这些内容,但其实真正到了这些机构后,很多人又不会看这些内容。加强公众性的教育是当务之急。陈秋霖副研究员也提出,在加强干预的过程中,还涉及对学校和医院的激励机制问题。现在人均公共卫生经费虽然有 45 块钱,但已经不足以弥补现有的工作量,而且在很多地方的基层还存在经费被挪用的现象,不可能再去拿钱出来做视觉健康干预。如果要加强医疗机构干预,采取过去"中央点菜,地方买单"的模式是行不通的。如果是中央拨款,一定要加强监管,因为视觉健康短期内出不了事,经费被挪用的可能性非常大。学校的激励机制也是个很大的问题。从新加坡甚至国内的经验来看,体育锻炼是非常重要的,但是现在很多学校都不敢让学生锻炼,一旦跑步摔倒都要承担责任。但是体育锻炼最好还是在学校进行,家庭层面既缺乏条件也缺乏指导。如果不解决学校的激励机制,很难推广体育运动和视觉保健。最后,陈秋霖副研究员十分赞同在国家层面启动立法程序,使得督查督导工作有据可依,让政策一层一层地落实下去。

江宇:预防经费打包使用,同时对非正式的健康教育给予正面引导

国务院发展研究中心副研究员江宇提出,应将预防经费打包使用,同时对非正式的健康教育给予正面引导。现在的花钱机制决定了公共卫生经费的钱不够花,要改变花钱机制、打包使用。现在有限的预防资金,主要投入方式还是项目制。例如为了预防艾滋病、心脑血管病或者青少年常见病等,每个病都搞一个项目、拉一帮人来干一段时间,这造成了资源的重复利用和医务工作人员的重复劳动。但公共卫生服务并不是一个很标准化的、定量化的服务产品,对于这种服务,最有效的机制是有常设的人、机构和经费来管事,将来还是要转变到有一个固定的队伍和一笔固定的经费来运作。江宇副研究员也指出,在学校层面加强正规的健康教育固然重要,但是现在的青少年接受的信息更多的是来自各种各样的非正式渠道,特别是像微信和网络等这些大众媒体。如果没有配合,学校的健康教育做得再好,月月讲、周周讲,孩子回家看几集电视剧,可能就把这个效果抵消了。江宇副研究员建议建立文艺作品的健康审查机制和通过名人形象的正面引导来加强非正式健康教育,从舆论宣传和教育上进行综合治理。

参 考 文 献

英文文献

［1］ "Visual Standards: Aspects and Ranges of Vision Loss with Emphasis on Population Surveys", 29 International Congress of Ophthalmology, 2002.

［2］ American Medical Association, "International Classification of Diseases, 9th Revision (ICD-9-CM)", Chicago, IL: American Medical Association, 2000.

［3］ Black, Nelson M., Albert C. Snell, James Patton, Harry S. Gradle, "Report of Committee on Compensation for Eye Injuries", *Journal of the American Medical Association*, 1925, 2, 113.

［4］ Bourne, Rupert R., Gretchen A. Stevens, Richard A. White, Jennifer L. Smith, Seth R. Flaxman, Holly Price, Jost B. Jonas, Jill Keeffe, Janet Leasher, Kovin Naidoo, "Causes of Vision Loss Worldwide, 1990-2010: A Systematic Analysis", *The Lancet Global Health*, 2013, 6, e339.

［5］ Cruess, Alan F., Keith D. Gordon, Lorne Bellan, Scott Mitchell and M. Lynne Pezzullo, "The Cost of Vision Loss in Canada. 2. Results", *Canadian Journal of Ophthalmology/Journal Canadien d'Ophtalmologie*, 2011, 4, 315.

［6］ Frick, Kevin D., Emily W. Gower, John H. Kempen, Jennifer L. Wolff, "Economic Impact of Visual Impairment and Blindness in The United States", *Archives of Ophthalmology*, 2007, 4, 544.

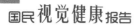
［7］Frick, Kevin D., Steven M. Kymes, Paul P. Lee, David B. Matchar, M. Lynne Pezzullo, David B. Rein and Hugh R. Taylor, "The Cost of Visual Impairment: Purposes, Perspectives, and Guidance", *Investigative Ophthalmology and Visual Science*, 2010, 4, 1801.

［8］Fricke, T. R., B. A. Holden, D. A. Wilson, G. Schlenther, K. S. Naidoo, S. Resnikoff, K. D. Frick, "Global Cost of Correcting Vision Impairment from Uncorrected Refractive Error", *Bulletin of the World Health Organization*, 2012, 10, 728.

［9］Fulk, George W., Lynn A. Cyert and Donald A. Parker, "Seasonal Variation in Myopia Progression and Ocular Elongation", *Optometry and Vision Science*, 2002, 1, 46.

［10］Gold, Marthe R., David Stevenson, Dennis G. Fryback, "HALYS and QALYS and DALYS, Oh My: Similarities and Differences in Summary Measures of Population Health", *Annual Review of Public Health*, 2002, 1, 115.

［11］Gordois, Adam, Henry Cutler, Lynne Pezzullo, Keith Gordon, Alan Cruess, Steve Winyard, Wanda Hamilton and Kathleen Chua, "An Estimation of the Worldwide Economic and Health Burden of Visual Impairment", *Global Public Health*, 2012, 5, 465.

［12］Gupta, Neeru, Jessica Fong, Lee C. Ang, Yeni H. Yücel, "Retinal Tau Pathology in Human Glaucomas", *Canadian Journal of Ophthalmology/Journal Canadien d'Ophtalmologie*, 2008, 1, 53.

［13］Heckman, J., "Sample Selection Bias as a Specification Error", *Applied Econometrics*, 2013, 31(3).

［14］Hirth, Richard A., Michael E. Chernew, Edward Miller, A. M. Fendrick, William G. Weissert, "Willingness to Pay for a Quality-adjusted Life Year in Search of a Standard", *Medical Decision Making*, 2000, 3, 332.

［15］Holden, Brien A., Timothy R. Fricke, S. M. Ho, Reg Wong, Gerhard Schlenther, Sonja Cronjé, Anthea Burnett, Eric Papas, Kovin S. Naidoo and Kevin D. Frick, "Global Vision Impairment Due to Uncorrected Presbyopia", *Archives of Ophthalmology*, 2008, 12, 1731.

[16] Jones, Lisa A., Loraine T. Sinnott, Donald O. Mutti, Gladys L. Mitchell, Melvin L. Moeschberger and Karla Zadnik, "Parental History of Myopia, Sports and Outdoor Activities, and Future Myopia", *Investigative Ophthalmology and Visual Science*, 2007, 8, 3524.

[17] Köberlein, Juliane, Karolina Beifus, Corinna Schaffert, Robert P. Finger, "The Economic Burden of Visual Impairment and Blindness: Asystematic Review", *BMJ Open*, 2013, 11, e3471.

[18] Li, Emmy Y., Yingpeng Liu, Xingkai Zhan, Yuan Bo Liang, Xiujuan Zhang, Chongren Zheng, Vishal Jhanji, Ping Xu, David F. Chang and Dennis S. Lam, "Prevalence of Blindness and Outcomes of Cataract Surgery in Hainan Province in South China", *Ophthalmology*, 2013, 11, 2176.

[19] Li, L., H. Guan, P. Xun, J. Zhou and H. Gu, "Prevalence and Causes of Visual Impairment Among the Elderly in Nantong, China", *Eye*, 2008, 8, 1069.

[20] Mariotti, Silvio P., "Global Data on Visual Impairments 2010", World Health Organization, 2012,

[21] Patel, Ilesh, Sheila K. West, "Presbyopia: Prevalence, Impact, and Interventions", *Community Eye Health Journal*, 2007, 63, 40.

[22] Pokharel, Gopal P., Donatella Pascolini, Ivo Kocur, Serge Resnikoff, Silvio P. Mariotti, Ramachandra Pararajasegaram, Daniel Etya'Ale, "Global Data on Visual Impairment in The Year 2002", World Health Organization, 2004.

[23] Resnikoff, Serge, Donatella Pascolini, Silvio P. Mariotti, Gopal P. Pokharel, "Global Magnitude of Visual Impairment Caused by Uncorrected Refractive Errors in 2004", World Health Organization, 2008.

[24] Roberts, Chris B., Yoshimune Hiratsuka, Masakazu Yamada, M. L. Pezzullo,

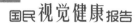

Katie Yates, Shigeru Takano, Kensaku Miyake and Hugh R. Taylor, "Economic Cost of Visual Impairment in Japan", *Archives of Ophthalmology*, 2010, 6, 766.

[25] Shao, Jun, Yong Yao, Wei Sun, Jing Zhu, Donghong Fu, Huaijing Guan, Qinghuai Liu, "Prevalence of Blindness and Causes of Visual Impairment Among Adults Aged 50 Years or Above in Southern Jiangsu Province of China", *Zhonghua Yan Ke Za Zhi*, 2013, 49(9), 801-806.

[26] Simensen, Bjørn, Lars Ola Thorud, "Adult-Onset Myopia and Occupation", *Acta ophthalmologica*, 1994, 4, 469.

[27] Smith, TST, K. D. Frick, B. A. Holden, T. R. Fricke, K. S. Naidoo, "Potential lost Productivity Resulting from the Global Burden of Uncorrected Refractive Error", World Health Organization, 2009.

[28] Snell, Albert C., "Visual Efficiency of Various Degrees of Subnormal Visual Acuity: Its Effect on Earning Ability", *Journal of the American Medical Association*, 1925, 18, 1367.

[29] Tan, Nikolle WH, Seang-Mei Saw, Dennis SC Lam, Hong-Ming Cheng, Uma Rajan, Sek-Jin Chew, "Temporal Variations in Myopia Progression in Singaporean Children Within an Academic Year", *Optometry and Vision Science*, 2000, 9, 465.

[30] Wang, Hua, Jie He, "The Value of Statistical Life: A Contingent Investigation in China", *World Bank Policy Research Working Paper Series*, Vol, 2010.

[31] Wang, Lanhua, Wenyong Huang, Miao He, Yingfeng Zheng, Shengsong Huang, Bin Liu, Ling Jin, Nathan G. Congdon, Mingguang He, "Causes and Five-Year Incidence of Blindness and Visual Impairment in Urban Southern China: The Liwan Eye StudyIncident Visual Impairment in Urban China", *Investigative Ophthalmology and Visual Science*, 2013, 6, 4117.

[32] WHO, "WHO Methods and Data Sources for Global Burden of Disease Esti-

mates 2000-2011", Source: http://www. who. int/healthinfo/statistics/Global DALYmethods_2000_2011. pdf? ua＝1, Visit date: 2016, 2nd, April.

［33］WHO, "Global Data on Visual Impairments 2010", Source: http://www. who. int/blindness/GLOBALDATAFINALforweb. pdf? ua＝1, Visit date: 2016, 2nd, April.

［34］World Health Organization. International Classification of Diseases, 10th Version.

［35］Zhao, Jialiang, Leon B. Ellwein, Hao Cui, Jian Ge, Huaijin Guan, Jianhua Lv, Xianzhi Ma, Jinglin Yin, Zheng Qin Yin, Yuansheng Yuan, "Prevalence of Vision Impairment in Older Adults in Rural China: The China Nine-Province Survey", *Ophthalmology*, 2010, 3, 409.

［36］Zhao, John S., Xinzhi Zhang, Charles W. Feagan, Wesley L. Crouse, Sundar Shrestha, Alex R. Kemper, Thomas J. Hoerger, Jinan B. Saaddine, Vision Cost-Effectiveness Study Group, "The Economic Burden of Vision Loss and Eye Disorders Among the United States Population Younger Than 40 Years", *Ophthalmology*, 2013, 9, 1728.

［37］Zhu, Mengjun, Xiaowei Tong, Rong Zhao, Xiangui He, Huijuan Zhao, Meiling Liu, Jianfeng Zhu, "Visual Impairment and Spectacle Coverage Rate in Baoshan District, China: Population-based Study", *BMC Public Health*, 2013, 1, 1.

中文文献

［1］《麦克米兰健康百科全书》编写委员会编著,吴伟等译,《麦克米兰健康百科全书》,北京:华夏出版社,2000年。

［2］〔美〕Leonard A. Levin 著,张丰菊等译,《眼科疾病的发病机制与治疗》,北京:北京大学医学出版社,2012年。

［3］卞春及主编,《临床青光眼学》,南京:江苏科学技术出版社,2012年。

［4］曾贤刚、蒋妍,"空气污染健康损失中统计生命价值评估研究",《中国环境

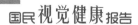

科学》，2010 年第 2 期，第 284 页。

［5］陈梅珠，"树脂镜片眼镜应定期更换"，《人生与伴侣（月末版）》，2007 年第 8
期，第 31 页。

［6］陈翔、赖欣婕、林智、李丽、杨智宽、刘祖国，"教育全球化对我国眼科视光学
教育的影响和对策"，《中国高等医学教育》，2006 年第 6 期，第 33 页。

［7］陈潇、何书喜，"光污染对人眼视觉质量的影响"，《国际眼科杂志》，2010 年
第 3 期，第 530 页。

［8］程启智、李文鸿、吴泞江，"基于职业安全管制效益评价的工人生命价值估
算——以中国煤炭行业工人生命价值为例"，《云南财经大学学报》，2014
年第 1 期，第 145 页。

［9］褚仁远、瞿小妹，"建立儿童屈光发育档案是预防近视的基础步骤"，《中华
眼科杂志》，2009 年第 7 期，第 577 页。

［10］代秋楠，《中小学生生活方式与视觉健康关系的调查》，广州中医药大学硕
士论文，2010 年。

［11］第二次全国残疾人抽样调查办公室编，《第二次全国残疾人抽样调查资料
（上）》，北京：中国统计出版社，2007 年。

［12］段佳丽、王丹、腾丽新、杨冬梅、吕欧，"家庭中影响学生视力的行为因素研
究"，《中国学校卫生》，2006 年第 7 期。

［13］房宏林、杜光勇主编，《临床常见疾病诊疗规范》，西安：陕西人民出版社，
2008 年。

［14］房淑清等主编，《现代医学诊治与护理（下）》，长春：吉林科学技术出版社，
2007 年。

［15］高成康、刘政稳、唐寒梅、陈署腾，"沈阳居民光污染认知的调查分析"，《东
北大学学报（自然科学版）》，2013 年第 8 期。

［16］高远，《大连地区中年人白内障危险因素研究》，大连医科大学硕士论文，
2011 年。

［17］顾海东、齐备，"C 字视力表与 E 字视力表对中心远视力定量分析的比

较",《中国眼镜科技杂志》,2004 年第 7 期,第 38 页。

［18］郭建莲,《济南市历下区中小学生屈光不正调查及近视相关因素研究》,山东大学硕士论文,2011 年。

［19］国家职业分类大典修订工作委员会组织主编,《中华人民共和国职业分类大典(2015 年版)》,北京:中国劳动社会保障出版社,2015 年。

［20］国务院人口普查办公室、国家统计局人口和就业统计司主编,《中国 2010 年人口普查资料》,北京:中国统计出版社,2012 年。

［21］贺庆,"我国眼镜行业眼视光人才的现状及发展策略",《中国眼镜科技杂志》,2010 年第 1 期。

［22］洪霞、王涛、王春丽、钟小瑜、夏欣,"儿童近视影响因素及其预防保健对策",《医学与社会》,2012 年第 7 期,第 27 页。

［23］胡诞宁主编,《近视眼学》,北京:人民卫生出版社,2009 年。

［24］金菊香,《增加户外活动时间对中小学生近视发生发展影响的干预研究》,安徽医科大学硕士论文,2015 年。

［25］蓝南京,"验光时间多长为宜?",《中国眼镜科技杂志》,2011 年第 11 期,第 136 页。

［26］李超、汪思科,"解决'当兵冷、征兵难'应从强化公民国防教育抓起",《国防》,2014 年第 4 期。

［27］李宏军主编,《新闻工作者健康手册》,北京:人民日报出版社,2006 年。

［28］李洁,《北京市顺义区 35 岁及以上人群中近视力损伤的横断面调查及进展的随访研究》,北京协和医学院博士论文,2012 年。

［29］廖文科,"青少年近视综合防控的基本原则与对策",《中国学校卫生》,2008 年第 5 期,第 385 页。

［30］刘晶、肖林、王志杰、姚晶磊、金恩忠,"与社区医疗机构结合行白内障眼病意识和手术意愿分步调查",《国际眼科杂志》,2012 年第 7 期,第 1365 页。

［31］刘娟、陈雯、陆云霞、胡义珍,"近二十年我国视力残疾的状况和康复成效",《中国康复》,2007 年第 5 期,第 362 页。

[32] 刘文歌、赵胜川，"道路交通安全统计生命价值评价研究——基于单边界和双边界二分式条件价值法"，《中国安全科学学报》，2013 年第 11 期，第138 页。

[33] 刘中霞，"邢台市学生视力状况调查分析"，《医学动物防制》，2013 年第 6期，第 699 页。

[34] 刘祖国、陈翔、林智、刘念，"我国眼科视光学教育的现状与思考"，《中国高等医学教育》，2004 年第 6 期，第 21 页。

[35] 罗俊鹏、何勇，"道路交通安全统计生命价值的条件价值评估"，《公路交通科技》，2008 年第 6 期，第 130 页。

[36] 吕帆、陈洁、姜君，"学生近视的调查和比较研究"，《眼视光学杂志》，1999年第 2 期，第 69 页。

[37] 马德环，《老年性白内障的危险因素研究》，安徽医科大学硕士论文，2001 年。

[38] 麦锦城、向帆、何明光，"广州市儿童近视流行趋势回顾性研究"，《中国学校卫生》，2012 年第 12 期，第 1496 页。

[39] 梅承鼎，"保护您的视力"，《家庭中医药》，2015 年第 3 期，第 44 页。

[40] 孟令国、李超令、胡广，"基于 PDE 模型的中国人口结构预测研究"，《中国人口、资源与环境》，2014 年第 2 期，第 132 页。

[41] 彭良、黄小明，"从视光学角度促进眼镜零售企业验配眼镜质量提高"，《中国眼镜科技杂志》，2015 年第 9 期，第 134 页。

[42] 彭小辉、王常伟、史清华，"城市农民工生命统计价值研究：基于改进的特征工资模型——来自上海的证据"，《经济理论与经济管理》，2014 年第 1期，第 52 页。

[43] 钱永坤，"煤矿工人'统计'的生命价值研究"，《统计研究》，2011 年第 4期，第 89 页。

[44] 冉社，"论中国眼镜行业的现状和发展策略"，《中国市场》，2009 年第 31期，第 14 页。

［45］沈斌,《卢湾区 7—14 岁青少年视力不良屈光状态和相关因素调查》,复旦大学硕士论文,2010 年。

［46］石一宁、方严主编,《中国儿童青少年近视形成机制以及预测与防控》,西安:陕西科学技术出版社,2012 年。

［47］孙葆忱,"未加矫正的老视与视力损害",《眼科》,2011 年第 2 期,第 81 页。

［48］孙环宝、张尼尼、郭琳、唐玲玲,"2009 年中国眼镜质量分析总报告",《中国眼镜科技杂志》,2010 年第 7 期,第 103 页。

［49］王洪峰、王恩荣,"婴幼儿视力保护 5 问",《中国眼镜科技杂志》,2014 年第 1 期。

［50］王浣沙,"全国爱眼日的来历",《中华护理杂志》,2005 年第 6 期。

［51］王理理、吴勇、杨丽萍、徐仁凤、陈万多、苏立新,"江苏省南京市区中小学生屈光状态调查",《国际眼科杂志》,2007 年第 3 期,第 850 页。

［52］王晓敏、王爱香,"2010—2011 年禹州市中小学生视力状况调查分析",《河南预防医学杂志》,2013 年第 1 期,第 56 页。

［53］吴根容、杨春、罗雪影、黄海,"广州市黄埔区中小学生视力现况调查",《实用预防医学》,2014 年第 11 期,第 1333 页。

［54］吴建峰、毕宏生、胡媛媛、吴慧、孙伟、吕太亮、王兴荣,"山东省冠县 4—18 岁学生屈光不正横断面研究",《中华眼视光学与视觉科学杂志》,2014 年第 3 期,第 137 页。

［55］吴佩昌,《儿童近视控制专家告诉你:孩子可以不近视》,台北:猫头鹰出版社,2014 年。

［56］吴志斌,"珠海市 2011 学年中小学生视力状况分析",《中国学校卫生》,2013 年第 6 期,第 766 页。

［57］熊毅,《宝山区小学和初中生近视眼患病现况及用眼习惯调查》,复旦大学硕士论文,2011 年。

［58］徐海峰,"我国眼科资源现状分析与策略研究",《华中科技大学》,2005 年。

[59] 徐晓程、陈仁杰、阚海东、应晓华，"我国大气污染相关统计生命价值的 meta 分析"，《中国卫生资源》，2013 年第 1 期，第 64 页。

[60] 许京京、何明光、吴开力、李绍珍，"广东省斗门县农村中老年人的眼病意识调查"，《中华眼科杂志》，2001 年第 1 期，第 31 页。

[61] 薛晓燕、张萍、吉明霞、胡雁，"高校教师 1 241 人眼病体检结果分析"，《国际眼科杂志》，2014 年第 3 期，第 572 页。

[62] 杨培增，"葡萄膜炎的诊断及相关问题"，《中华眼科杂志》，2002 年第 4 期，第 61 页。

[63] 杨晓慧、王宁利，"中国视力残疾人群现状分析"，《残疾人研究》，2011 年第 1 期，第 29 页。

[64] 杨永明，《云南省大理市 50 岁及以上白族农民白内障患病和手术状况的调查》，昆明医学院硕士论文，2011 年。

[65] 杨智宽主编，《临床视光学（第二版）》，北京：科学技术出版社，2008 年。

[66] 姚慧娟、马良取、张隽华、刘岳川，"中小学生近视、弱视调查分析与治疗"，《基层医学论坛》，2013 年第 8 期，第 959 页。

[67] 易敬林、金涵、谢晖、王文娟、肖凡、舒秀梅、徐瑜玲、高铭，"城乡学生屈光不正调查及相关因素研究"，《中国实用眼科杂志》，2009 年第 8 期，第 894 页。

[68] 余翔、黄跃华主编，《自然科学基础》，北京：北京理工大学出版社，2013 年。

[69] 张东生、张静，"襄阳市襄州区 2012—2014 年征兵体检视力结果分析"，《医药前沿》，2015 年第 21 期。

[70] 张全德，"C 字视标与 E 字视标对视力影响的探讨"，《河南医药》，1984 年第 3 期，第 184 页。

[71] 赵家良，"在新形势下继续推进我国的防盲治盲工作"，《中华眼科杂志》，2011 年第 9 期，第 769 页。

[72] 赵堪兴、杨培增主编，《眼科学（第八版）》，北京：人民卫生出版社，2013 年。

［73］赵蓉、何鲜桂、朱剑锋、陆丽娜、张珊，"上海市中小学师生眼保健操相关信念与行为分析"，《中国学校卫生》，2012 年第 3 期，第 270 页。

［74］赵融，"保护和改善儿童青少年视力的措施"，《中国公共卫生》，1996 年第 5 期，第 195 页。

［75］郑荣领、翟黎东、徐广第、李淑珍，"学生近视应及早综合干预"，《中国校医》，2005 年第 5 期，第 5 页。

［76］郑远远、朱爱玲、孙葆忱，"老年性白内障的危险因素"，《国外医学·眼科学分册》，1998 年第 2 期，第 34 页。

［77］中国协和医科大学出版社主编，《中国卫生统计年鉴 2013》，北京：中国协和医科大学出版社，2013 年。

［78］中华人民共和国国家质量监督检验检疫总局、中国国家标准化管理委员会，《残疾人残疾分类和分级》（GB/T26341-2010），2011 年。

［79］钟景贤、赵亚军、吴子东，"防盲治盲可行途径的探索"，《国际眼科杂志》，2009 年第 12 期，第 2399 页。

［80］周激波、管怀进、顾海雁，"农村白内障防盲手术前患者眼病意识调查"，《眼科》，2006 年第 1 期，第 42 页。

［81］周激波、管怀进主编，《角膜病》，北京：华夏出版社，1999 年。

缩略语对照表

缩略语	英文全称	中文释义
AMD	Age-related Macular Degeneration	老年性黄斑病变
BCVA	Best Corrected Visual Acuity	最佳矫正视力
CFPS	China Family Panel Survey	中国家庭追踪调查
CHARLS	China Health and Aging Retirement Longitude Survey	中国健康与养老追踪调查
DALY	Disability Adjusted of Life Years	伤残调整生命年
DW	Disability Weight	伤残权重
FCTC	Framework Convention on Tobacco Control	烟草控制框架公约
FDA	Food and Drug Administration	食品药品监督管理局
GDP	Gross Domestic Product	国内生产总值
NHS	National Health Service	英国国家医疗服务体系
OECD	Organization for Economic Cooperation and Development	经济合作与发展组织
OLS	Ordinary Least Square	最小二乘回归法
PVA	Presenting Visual Acuity	日常生活视力
RE	Refractive Error	屈光不正
TPM	Two Part Model	两部模型
URE	Uncorrected Refractive Error	未矫正的屈光不正

UVA	Uncorrected Visual Acuity	裸眼视力
VD	Visual Defect	视觉缺陷
VI	Visual Impairment	视力缺陷
VSL	Value of a Statistical Life	统计生命价值
WHO	World Health Organization	世界卫生组织
YLD	Years Lived with Disability	虽然活着但失去健康,因为疾病或伤害带来的损失
YLL	Years of Life Lost	因为疾病或伤害而失去生命带来的损失